常见肿瘤
综合治疗与病理诊断

CHANGJIAN ZHONGLIU ZONGHE ZHILIAO YU BINGLI ZHENDUAN

主编 李 博 沈宝美 秦 楠 宋彩红
赵莹莹 汤华晓 赵 虹

上海科学普及出版社

图书在版编目（CIP）数据

常见肿瘤综合治疗与病理诊断／李博等主编. —上海：上海科学普及出版社，2022.12

ISBN 978–7–5427–8350–9

Ⅰ.①常… Ⅱ.①李… Ⅲ.①肿瘤 – 诊疗②肿瘤 – 病理学 – 诊断 Ⅳ.①R73

中国版本图书馆CIP数据核字（2022）第245290号

统　　筹　张善涛

责任编辑　陈星星　郝梓涵

整体设计　宗　宁

常见肿瘤综合治疗与病理诊断

主编　李　博　沈宝美　秦　楠　宋彩红

赵莹莹　汤华晓　赵　虹

上海科学普及出版社出版发行

（上海中山北路832号　邮政编码200070）

http://www.pspsh.com

各地新华书店经销　　山东麦德森文化传媒有限公司印刷

开本　710×1000　1/16　印张　13.25　插页 2　字数 237 600

2022年12月第1版　　2022年12月第1次印刷

ISBN 978–7–5427–8350–9　定价：128.00元

本书如有缺页、错装或坏损等严重质量问题

请向工厂联系调换

联系电话：0531–82601513

编委会

前 言
FOREWORD

肿瘤是危害人类生命健康的主要疾病之一,也是当前生命科学研究的热点领域。近年来,随着我国国民经济的飞速发展及全民卫生保健意识的不断增强,人们对肿瘤防治方面的认识和需求不断增加,对广大医务工作者的执业能力也提出了更高的要求。如何有效预防、及早诊断和治疗肿瘤,以及降低患者的病死率、提高生存率,是广大医务工作者所面临的共同任务。因此,加强肿瘤防治工作,规范肿瘤综合治疗,合理利用有限社会资源和医疗资源提高我国肿瘤临床诊疗整体水平,已成为我国临床医疗工作的重要任务。为更好地培养适应当前医疗环境下的医学人才,反映当代最新研究成果,编者从实际出发,总结自己的临床实践经验并参阅大量最新的国内外文献,编写了《常见肿瘤综合治疗与病理诊断》一书。

本书首先介绍了肿瘤的总论,包括肿瘤的定义、肿瘤的流行病学、肿瘤的病因、肿瘤的诊断与肿瘤的治疗;然后介绍了肿瘤常见症状,包括发热、出血、贫血等;最后从疾病的流行病学、病理学、临床表现、辅助检查、TNM 分期及治疗等方面详细介绍了头颈部肿瘤、胸部肿瘤、腹部肿瘤、泌尿系统肿瘤、血液系统肿瘤的临床诊断与治疗要点。本书层次分明,重点突出,内容丰富,力求通俗易懂,简洁明了,具有较强的专业性、规范性、先进性、实用性,能反映临床实际和便于临床参考应用,更好地提高临床治疗效果,非常适合从事肿瘤专业的临床医师和医学院校生参考。

本书在编写过程中,由于编者们时间仓促和知识水平有限,书中难免存在疏漏和不足之处,敬请广大读者批评指正。

《常见肿瘤综合治疗与病理诊断》编委会
2022 年 5 月

目 录
CONTENTS

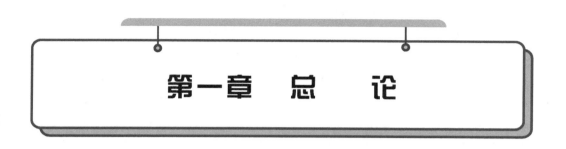

第一章 总 论

第一节 肿瘤的定义

肿瘤是指机体在各种致瘤因素的作用和影响下,局部组织细胞增生所形成的新生物,因为这种新生物多呈占位性块状突起,也称赘生物。肿瘤可以生长在体内任何部位,临床特点各有不同。

肿瘤有良性肿瘤与恶性肿瘤之分,无论是良性肿瘤还是恶性肿瘤,在本质上都表现为肿瘤细胞的异常增殖,肿瘤细胞在形态、代谢和功能上均有别于正常细胞。而恶性肿瘤除了自身细胞的持续生长之外,还可以表现为对邻近正常组织器官的侵袭,如直接破坏,或通过血管、淋巴管和体腔转移到身体的其他部位,对机体造成危害,且生长不受控制。癌症是除血液肿瘤外所有恶性实体肿瘤的统称,其中起源于上皮组织(包括鳞状上皮、各种腺体)的称为癌,起源于间叶组织(包括骨、软骨、肌肉、脂肪、纤维)的称为肉瘤,混合性肿瘤可以同时包含不同组织来源的肿瘤,如癌肉瘤。

交界性肿瘤是指在形态学及生物学行为上介于良恶性之间的肿瘤,这些肿瘤切除后容易复发,倾向于发展为恶性。

一、治疗原则

良性肿瘤的生长能力有限,通常生长较缓慢,不破坏邻近组织,也不会发生转移,因此对人体危害较小,如果可以确诊为良性肿瘤者绝大多数可以观察,不必处理,如皮下脂肪瘤、甲状腺良性结节、肝血管瘤等。部分良性肿瘤由于部位特殊,产生压迫或影响机体正常功能,或增大明显也可手术切除,术后不必行放射治疗(简称放疗)、化学治疗(简称化疗)等治疗。然而,由于部分良性肿瘤和恶性肿瘤不易区分,对新发现的肿瘤都应足够重视,应行充分检查以排除恶性肿瘤的可能,以免漏诊延误治疗。

交界性肿瘤有恶性发展倾向,应积极处理,建议切除,如鼻腔、鼻窦的内翻性乳头状瘤,软组织的韧带样纤维瘤病等。交界性肿瘤切除后易复发,因此首次治疗时应尽量保证完整切除肿瘤,且有足够切缘,必要时行术后放疗。

恶性肿瘤往往生长迅速,并且会侵犯周边组织器官或发生转移,从而影响人体正常功能,一旦确诊应尽早治疗。不同部位和器官的恶性肿瘤首选治疗方法不同,且不同分期的恶性肿瘤治疗方法差异较大。

二、注意事项

以下是肿瘤常见的临床症状及体征,一旦出现,需要警惕恶性肿瘤的可能,并行进一步检查以排除。

(1)皮肤、乳腺、颈部、腋下、腹股沟或身体其他部位有可触及的硬块或不消散的肿块,且逐渐增大。

(2)皮肤赘生物或黑痣近期内有明显变化,如颜色加深,迅速增大,瘙痒,脱毛,溃烂,出血等。

(3)持续性消化系统症状,如饱胀,食欲下降,黄疸,腹泻或便秘等,尤其治疗后症状仍反复出现者。

(4)进食时有哽噎感,咽喉有异物感,胸骨后不适,以及剑突下疼痛等。

(5)反复耳鸣、鼻塞、鼻出血、听力减退,用力深吸咳痰后出现血性分泌物,或伴有复视、头痛等。

(6)持续的固定部位疼痛,或病理性骨折。

(7)不正常的阴道出血,如月经期以外或绝经后发生不规则的阴道出血,或性交后出血。

(8)持续进行性声音嘶哑,咳嗽痰中带血并伴胸痛。

(9)原因不明的大便带血及黏液,原因不明的无痛性血尿,外耳道出血等。

(10)久治不愈的溃疡、瘘管、瘢痕等。

(11)原因不明的反复低热、体重减轻。

第二节　肿瘤的流行病学

肿瘤流行病学是流行病学的一个重要分支,主要研究恶性肿瘤在人群中的分布及其影响因素,探索恶性肿瘤的危险因素,制定相应预防策略和措施并加以评价,最终达到降低人群恶性肿瘤发病率及病死率的目的。肿瘤流行病学的研究内容可归纳为肿瘤监测、病因研究和干预研究 3 个方面。

一、流行趋势

(一)全球恶性肿瘤的流行趋势

肿瘤是严重威胁人类健康和社会发展的重大疾病,全球每年的肿瘤新发病例约 1 409 万例,死亡约 820 万例,其中中国占 27%。世界不同国家和地区肿瘤发病率明显不同,总的发病率以北美、澳大利亚、新西兰和西欧最高,西非最低。

世界范围内,2012 年发病前 5 位的肿瘤是乳腺癌、前列腺癌、肺癌、结直肠癌和宫颈癌;死亡前 5 位的是肺癌、乳腺癌、肝癌、胃癌和结直肠癌。乳腺癌、前列腺癌和结直肠癌发病率和病死率近些年呈明显上升趋势,而胃癌发病率和病死率均有所下降。全球男性发病前两位是肺癌和前列腺癌,死亡前两位是肺癌和肝癌。而全球女性发病前两位分别是乳腺癌和结直肠癌;死亡前两位是乳腺癌和肺癌。总的来说,随着经济的发展和人们生活水平的提高,发展中国家癌谱正逐渐向发达国家过渡。

(二)我国恶性肿瘤的流行趋势

近年来,我国恶性肿瘤发病率和病死率呈明显上升趋势。根据 2015 年最新肿瘤登记年报数据显示,我国每年新发肿瘤病例约 360 万例,死亡病例约 221 万例,其中男性每年发病约 202 万例,死亡 140 万例。女性每年发病约 157 万例,死亡 81 万例。城市与农村相比,粗发病率无论男女城市均高于农村,而中国人口标化率和世界人口标化率则是城市男性低于农村,城市女性高于农村。男女合计和女性病死率城市高于农村,而男性病死率、中国和世界人口标化率农村均高于城市。2009 年我国男性发病前 10 位的恶性肿瘤分别为肺癌、胃癌、肝癌、食管癌、结直肠癌、前列腺癌、膀胱癌、胰腺癌、神经系统肿瘤及淋巴瘤,共占全部男性恶性肿瘤构成的 84%。女性恶性肿瘤发病前 10 位分别为乳腺癌、肺癌、结直肠癌、胃癌、子宫颈癌、肝癌、甲状腺癌、食管癌、子宫体及宫体部位不明癌、卵巢癌,共占全部女性恶性肿瘤构成的 79%。

二、研究方法

肿瘤流行病学研究方法可分为描述流行病学、分析流行病学、实验流行病学及理论流行病学。其中描述流行病学以群体为研究对象,通过揭示现象来提出假设;分析流行病学包括病例对照研究和队列研究,用于检验或验证假设;实验流行病学包括临床试验和人群干预试验,用于证实假设;理论流行病学用数学公式来反映病因、宿主和环境之间的关系以阐明流行病学规律。

三、危险因素

恶性肿瘤是一类多病因、多效应、多阶段和多基因致病的疾病。根据危险因素的来源,可分为个人不良生活方式、环境致癌因子和机体因素等。

(一)不良生活方式

吸烟是恶性肿瘤最主要的发病危险因素。已有足够研究证明饮酒与多种恶性肿瘤的发生有关。饮食习惯与恶性肿瘤发病有密切关系,如结肠癌、乳腺癌的发病与高脂肪饮食有关。约 30% 的恶性肿瘤可归因于不良饮食和营养因素。

(二)环境致癌因子

环境中的物理、化学、生物因素及其交互作用可对人体产生间断的或持续的侵袭与伤害,造成细胞在基因水平上的不可逆性损伤,导致恶性肿瘤的发生。最突出的环境致癌因素包括电离辐射如 X、γ、α、β 射线,化学致癌物如苯、多环芳烃、亚硝胺、黄曲霉毒素等,还有一些生物感染因素如乙型肝炎病毒(hepatitis B virus,HBV)简称乙肝病毒、丙型肝炎病毒(Hepatitis C virus,HCV)、人乳头状瘤病毒(human papilloma virus,HPV)等。

(三)机体因素

机体的免疫、内分泌遗传及社会心理因素与肿瘤的发生密切相关。多种肿瘤细胞可通过免疫逃避机制促进肿瘤发生发展。同时,多种肿瘤如乳腺癌、卵巢癌、睾丸癌与体内的激素水平有关。恶性肿瘤通常有一定的家族聚集性和种族差异,遗传因素对肿瘤的发生也起到重要作用。

四、预防和控制

恶性肿瘤的发生和发展是一个多阶段、多步骤的过程。大量科学研究及有效的肿瘤控制活动表明,恶性肿瘤是可以防治的。1/3 的恶性肿瘤可以预防;1/3 的恶性肿瘤如能早诊治,则可以获得治愈;合理有效的姑息治疗可以使剩余 1/3 的恶性肿瘤患者生存质量得到改善。因此,合理有效的预防控制措施对降低人群肿瘤负担至关重要。肿瘤预防措施可分为 3 个水平,即一级预防、二级预防和三级预防。

(一)一级预防

一级预防即病因预防,指针对恶性肿瘤的病因、发病危险因素采取的预防措施。通过消除肿瘤发病危险因素,提高机体防癌能力,防患于未然。可通过以下 4 种手段来减少肿瘤发病。

(1)改变不良卫生习惯,保持健康生活方式。

(2)合理营养膳食结构。

(3)消除和降低环境致癌物暴露水平。

(4)控制感染。

(二)二级预防

二级预防是指肿瘤的早期发现、早期诊断和早期治疗,也称三早预防。恶性肿瘤的早诊早治可以有效地降低肿瘤病死率,延长肿瘤患者生存期和提高患者的生存质量。早诊可通过症状识别和肿瘤筛查两种方式来实现。

1.识别

可通过健康教育的方法提高公众和医护人员识别癌前病变和早期症状的能力,提高对肿瘤的早期诊断率。世界卫生组织(World Health Organization,WHO)提出的常见肿瘤十大预警信号如下。

(1)身体任何部位,如乳腺、颈部或腹部的肿块,尤其是逐渐增大的。

(2)身体任何部位,如舌头、颊黏膜、皮肤等处没有外伤而发生的溃疡,特别是经久不愈者。

(3)中年以上的妇女出现不规则阴道流血或分泌物(俗称白带增多)。

(4)进食时胸骨后闷胀、灼痛、异物感或进行性加重的吞咽不顺。

(5)久治不愈的干咳或痰中带血。

(6)长期消化不良、进行性食欲减退、消瘦,又未找出明确原因者。

(7)大便习惯改变,或有便血。

(8)鼻塞、鼻出血、单侧头痛或伴有复视。

(9)黑痣突然增大或有破溃、出血、原有的毛发脱落。

（10）无痛性血尿。

2.筛查

筛查是恶性肿瘤二级预防的有效方法。通过筛查在自然人群中发现无自觉症状的早期恶性肿瘤患者和易患肿瘤的高危人群、癌前病变,进行干预以阻断疾病进程。筛查程序包括早期诊断、早期治疗和随访。通常适合筛查的癌种要符合以下标准。

（1）发病率、病死率高,对人群危害严重。

（2）具有有效的手段发现病变。

（3）对早期阶段的肿瘤存在有效的治疗手段,并且早期患者治疗后的预后明显优于中晚期。

（4）符合成本效益原则,用于筛检的人力及资金的投入与产生的效益应符合社会经济发展的实际情况。

（三）三级预防

肿瘤的三级预防是指提高恶性肿瘤的治愈率、生存率和生活质量。其涵盖了患者诊断后的所有医疗干预内容,要求专业诊治机构、社区、家庭及患者共同参与。肿瘤治疗的目的为治愈肿瘤,延长生命和提高生活质量。

第三节　肿瘤的病因

肿瘤是多因素、多基因相互作用从而导致正常细胞恶变的结果。目前普遍认为绝大多数肿瘤是在外源性和内源性两大因素相互作用下发生的。外源性因素与自然环境和生活条件密切相关,包括物理因素、化学因素和生物因素,内源性因素包括机体的遗传因素和免疫因素等方面。

一、物理因素

电离辐射、紫外线都能直接损伤人体细胞 DNA 结构,引起细胞代谢方式的改变和细胞性质的改变,从而导致细胞恶变。电离辐射可引起皮肤癌、白血病、甲状腺癌、肺癌、乳腺癌、骨肿瘤、多发性骨髓瘤和淋巴瘤等。紫外线能引起皮肤癌、黑色素瘤。

（一）电离辐射

电离辐射可分为电磁辐射和粒子辐射。1945 年第二次世界大战末，在日本原子弹爆炸后的电离辐射使当地居民白血病的发病率比其他地区居民高 30 倍；多年后乳腺癌、肺癌、甲状腺癌的发病率也明显增高。在医疗中曾多次接受X 线、γ 射线治疗的肿瘤患者，多年后白血病的发病率增高。长期在有氡、钴、铀等放射性粉尘地区工作的矿工，因受辐射线损伤，肺癌的发病率明显增高。

（二）紫外线辐射

在一百多年前人们就认识到日光照射能引起皮肤癌的发病率增加，后来研究发现紫外线是皮肤癌的重要致癌因素，引起皮肤癌的紫外线主要波长为280～320 nm。阳光中的紫外线辐射可诱发特异的 DNA 损伤，产生嘧啶二聚体，紫外线辐射产生的 DNA 损伤如果不被有效地修复可引起恶变。

二、化学因素

已发现对动物有致癌作用的化学物质有 2 000 多种，其中有些可能和人类肿瘤的形成有关，包括饮食中黄曲霉毒素、苯丙芘和亚硝酸盐等为代表的化学致癌物。

（一）真菌毒素

已知的真菌毒素有 200 余种，常见的有黄曲霉毒素、灰黄霉素、杂色曲霉素等。真菌毒素主要诱发肝癌、肾癌、皮肤癌等。黄曲霉毒素来自霉变的花生、大米、玉米、豆类等食物。黄曲霉毒素毒性极强，其基本结构都含有二呋喃环，剂量大可导致急性中毒，引起急性肝炎和肝坏死；若剂量小，长期损伤可引起慢性炎症。黄曲霉毒素有十多种，致癌性最强的代表化合物为黄曲霉毒素 B_1。黄曲霉毒素进入体内可形成环氧化物，水解后与 DNA 等大分子结合诱发肿瘤。

（二）多环芳烃类化合物

多环芳烃是一类含苯环的多环碳氢化合物，致癌作用较强。多环芳烃是煤、石油、木材、烟草、有机高分子化合物等有机物不完全燃烧时产生的挥发性碳氢化合物，是重要的环境和食品污染物。迄今已发现有 200 多种多环芳烃，其中有相当部分具有致癌性，如 3,4-苯并芘、1,2,5,6-双苯并芘、甲基胆蒽和二甲基胆蒽等。

（三）亚硝胺类

亚硝胺类化合物普遍存在于谷物、烟酒、熏肉、烤肉、海鱼、罐装食品以及饮水中,不新鲜的食品(尤其是煮过久放的蔬菜)内亚硝酸盐的含量较高。新鲜蔬菜含很少的亚硝酸盐,腌制蔬菜由于硝酸盐还原菌的作用可将硝酸盐转变为亚硝酸盐。人群中流行病学调查发现,人类某些肿瘤,如胃癌、食管癌、肝癌、结肠癌和膀胱癌等可能与亚硝胺有关。亚硝胺能通过烷化DNA诱发突变,也能活化许多原癌基因导致恶变。

三、生物因素

生物因素包括病毒、细菌及寄生虫等。目前认为在致癌性生物因素中,病毒是最重要的。大量流行病学调查证实,HBV、HCV感染能引起急性肝炎和慢性肝炎,慢性肝炎长期不愈,可导致肝癌;HPV感染可引起宫颈癌;T细胞白血病病毒感染与成人白血病有关;Epstein-Barr病毒(Epstein-Barr Virus,EBV)感染与传染性单核细胞增多症、鼻咽癌、淋巴细胞增生症和淋巴瘤有关。根据所含核酸类型可分为致瘤性RNA病毒和致瘤性DNA病毒两大类。有部分类型致瘤病毒基因与细胞DNA发生整合,病毒基因成为细胞DNA的一个组成部分,干扰宿主细胞分化、分裂和生长,从而导致细胞的恶性转化。常见的致瘤病毒有以下几种。

(一)HPV

HPV是小双链DNA病毒,主要是与子宫颈和肛门生殖器区域的鳞状细胞癌有关。HPV的某些亚型(如HPV-16、HPV-18)的DNA序列已在75%～100%的宫颈癌病例的癌细胞中发现。HPV四联疫苗能够有效预防女性感染HPV-6、HPV-11、HPV-16、HPV-18引起的持续性感染、宫颈癌前病变和外生殖器病变。

(二)EB病毒

EB病毒属于疱疹病毒,是一种DNA病毒,在B淋巴细胞中复制。与之有关的人类肿瘤是伯基特淋巴瘤、霍奇金淋巴瘤、鼻咽癌、NK/T细胞淋巴瘤、淋巴上皮瘤样癌和胃腺癌等。在中国南方鼻咽癌组织中大多检测到有EB病毒基因组存在。人体感染EBV后在血清中可检查出多种特异性的EBV相关抗体,研究这些抗原及其抗体,对阐明EBV与鼻咽癌的关系及早期诊断均有重要意义。

(三)HBV

HBV是一种DNA病毒,与肝癌的发生有密切的关系。流行病学调查表明HBV感染与人类原发性肝细胞癌的发生率呈平行关系,75%～80%的肝癌是由持续地肝炎病毒感染引起的,其中50%～55%归因于 HBV 感染。肝癌发生率与 HBV 的基因型和 HBV 的 DNA 拷贝数密切相关。HBV 包括 8 种基因型,亚洲地区的 HBV 主要为 B、C 型,研究表明 C 型 HBV 更容易诱发肝癌。HBV 的一个重要的特征是造成持续的轻微肝损伤,从而引起代偿性的肝细胞增生。现在普遍认为,这种长期的肝脏增殖能力增强是促进肝癌的一个重要原因。

除了病毒以外,幽门螺杆菌等某些胃肠道菌群也与胃部肿瘤相关,某些寄生虫如华支睾吸虫与肝癌、埃及裂体吸虫与膀胱癌等相关。致瘤性病毒等生物因素与一些人类肿瘤发病有关,但其发病过程还需化学因素、免疫因素和遗传因素等协同参与。

四、遗传因素

目前认为,环境因素是肿瘤发生的始动因素,而个人的遗传特征决定肿瘤的易感性。人类恶性肿瘤中少数种类是以单基因方式遗传的,例如遗传性的视网膜母细胞瘤、肾母细胞瘤和神经母细胞瘤等肿瘤是以常染色体显性方式遗传的。多基因遗传的肿瘤大多是一些常见的恶性肿瘤,这些肿瘤的发生发展是遗传因素和环境因素共同作用的结果。例如多基因遗传的乳腺癌、胃癌、肺癌、前列腺癌、子宫颈癌等,患者一级亲属的发病率明显高于人群总体发病率。肿瘤遗传因素在肿瘤发病中作为一种"易感性",是环境致癌因素作用的基础。

五、免疫因素

恶性肿瘤的发生发展与免疫系统有密切的关系。"免疫监视"理论认为机体的免疫系统能够通过细胞免疫机制识别并清除恶变的异常细胞。免疫系统对肿瘤存在特异性和非特异性应答,涉及多种免疫细胞及其分泌的产物,包括 T 细胞等免疫细胞介导的细胞免疫,抗体介导的体液免疫以及补体、细胞因子的抗肿瘤作用,它们相互影响和调节,共同完成对肿瘤的免疫监视功能。然而,尽管机体内具有一系列的免疫监视机制,但肿瘤仍可在体内发生和发展,这说明肿瘤细胞也可通过多种机制逃避机体免疫系统的攻击而继续生长,这种现象称为肿瘤免疫逃逸。

总而言之,绝大多数肿瘤是外源性因素和内源性因素相互作用的结果。虽然环境因素是肿瘤发生的始动因素,但个体的自身因素,如遗传特性和免疫等在肿瘤的发生发展过程中具有重要的作用。基因-环境相互作用是肿瘤发生发展的基本原因,但完全阐明基因和环境因素对特定肿瘤发生发展的影响及其作用机制还需要更多的深入研究。

第四节　肿瘤的诊断

一、病理诊断

(一)组织病理诊断

1.石蜡切片

石蜡切片指将组织标本经脱水处理后包埋于石蜡中,然后进行切片、苏木精-伊红染色,显微镜下观察并做出病理诊断。

(1)石蜡切片标本分类。①活检标本。切取活检标本:内镜检查时活检钳取、针刺吸取,或直视下手术切取病变组织中的一部分做切片检查,以明确病变性质并对肿瘤进行分类、分级,指导临床治疗方案;切除活检:将肿块完整切除或连同部分周围正常组织送检。②大体标本:无论术前有无病理诊断,术后大体标本均应送病理检查。恶性肿瘤根治术后,大体标本应包括肿瘤原发灶及所在器官、清扫淋巴结、切缘等,注意标本应及时放入10%甲醛固定液中。

(2)活检取材应注意:①反映病灶性质,避免坏死、出血灶,避免组织过度挤压引起的人为变化,影响镜下观察。开腹、开胸手术未能切除肿瘤时,应明确已经取到肿瘤实质后才能关闭胸腔或腹腔。②取材时尽量减少创伤、出血,有的部位不宜活检,如脾大。③如病灶较小,建议一次性将病灶完整切除。④及时固定组织,活检组织应立即放入10%甲醛固定液中。

2.冷冻切片

冷冻切片指新鲜组织块不经任何包埋剂处理而直接放在制冷台上冷却后再进行切片、染色,快速诊断。一般过程需要30分钟。

冷冻切片应注意:冷冻切片时间仓促、组织未经固定等步骤处理,组织形态较模糊。虽然耗时短,但准确率较石蜡组织切片低,适用范围较窄,且切片不利于保存,不适宜做免疫组化,应严格掌握冷冻切片适用范围。冷冻切片可用于:①术中诊断,了解病变性质以确定治疗方式;②明确病变范围,决定手术切缘,如乳腺癌切除术;③了解肿瘤外病灶是否肿瘤转移或种植;④了解有无取到肿瘤组织,如剖腹探查。

(二)细胞学诊断

细胞学诊断是取肿瘤组织中的细胞进行涂片,经固定、染色后观察细胞形态,进行诊断的方法。根据取材方法不同,可分为脱落细胞学及穿刺细胞学。

1.标本种类

(1)脱落细胞学:是指对体表、体腔或与体表相通的管道内肿瘤,取其自然脱落细胞涂片进行染色观察,如痰液、尿液、乳头分泌物;或刮取/吸取表面细胞进行涂片的方法,亦可冲洗后取冲洗液离心沉淀涂片等。

(2)穿刺细胞学:细针刺入病灶抽吸细胞成分涂片。对体表可扪及的肿瘤可直接穿刺取材,如淋巴结、乳腺、甲状腺、前列腺、皮下肿块等;深部脏器肿瘤,可在B超或计算机断层成像(computed tomography,CT)引导下穿刺。

2.细胞学诊断中应注意

(1)细胞均匀涂于玻片后,应立即放入95%乙醇中固定至少15分钟。

(2)送检标本如有较多细胞成分时,可沉渣包埋后做成细胞块,经脱水处理后再做石蜡包埋块,可用于免疫组化或用于靶向基因检测。

二、影像学诊断

(一)肿瘤的X线检查

1.肿瘤X线检查的种类

(1)透视:操作简单、方便、价廉,但难以分辨密度差别小的病变,亦不宜观察密度高和厚度大的部位,主要用于胃肠道钡剂造影检查。

(2)X线摄影:应用广泛,但组织结构影像前后重叠,常需多体位投照,且不能观察器官的运动功能。

(3)软X线摄影:可获得对比度良好的软组织图像,主要用于乳腺检查。

(4)食管造影、胃和十二指肠造影、结肠造影:主要用于消化道肿瘤检查。

(5)胆系造影包括经皮肝穿刺胆管造影、T管造影和内镜逆行性胆胰管造影等,均可用于诊断阻塞性黄疸,经皮肝穿刺胆管造影在显示肝内淤胆的胆管较好,而内镜逆行性胆胰管造影显示肝外淤胆的胆管较佳。

(6)静脉肾盂造影用于泌尿系统肿瘤检查。

2.X线检查的应用范围

普通X线摄影可用于骨关节、胸部、腹部和头颅五官等部位的肿瘤诊断。钡剂造影检查是胃肠道常见疾病的主要和首选影像学检查手段。经皮肝穿刺胆管造影主要用于鉴别阻塞性黄疸的病因并确定阻塞的部位,尤其是较CT和B超更易发现胆道梗阻但原因不明的病例。内镜逆行性胆胰管造影对胆道结石、肿瘤和胰腺疾病的诊断价值很大。

（二）肿瘤的 CT 检查

1.肿瘤 CT 检查的种类

（1）CT 平扫和增强扫描：是肿瘤最基本的检查方法，对肿瘤的定位、定性和分期有较大帮助。

（2）二维和三维重组技术：可以更直观和立体显示肿瘤的解剖关系。

（3）CT 仿真内镜：获得类似纤维内镜的动态观察效果，适宜不能承受纤维内镜检查的患者。

（4）CT 血管造影术：是重组 3D 的血管影像，获得与数字减影脑血管造影一样的血管成像，可清楚显示较大血管的主干和分支的形态，清晰地显示血管与肿瘤的关系。

2.CT 检查的应用范围

CT 检查广泛用于身体各系统疾病的检查和诊断，其中包括头部、颈部、肺、纵隔、大血管、肝、胆、胰、脾、肾、肾上腺、子宫、卵巢、膀胱和骨关节系统的先天性病变、肿瘤和肿瘤样病变、炎性和创伤性病变的诊断和鉴别诊断。可用于确定肿瘤的位置、大小以及与邻近组织结构的关系、有无淋巴结转移等。还可实现 CT 导向下的穿刺活检和介入治疗。

（三）肿瘤的磁共振成像检查

1.肿瘤磁共振成像（magnetic resonance imaging，MRI）检查的种类

（1）MRI 检查序列：应用特定的脉冲组合、采集时间和编码方式等所进行的 MRI 检查技术，包括自旋回波序列、反转恢复序列、梯度回波序列和平面回波成像序列等。

（2）MRI 平扫和增强检查：是肿瘤 MRI 检查的基本方法，其中增强检查分为普通增强检查、多期增强检查及灌注成像等方法，一般采用 T_1WI 成像序列。

（3）MRI 血管成像：可不用对比剂就能清楚显示血管影像，并提供血管周围的解剖信息；亦可使用对比剂增强血管成像。

（4）MRI 电影成像技术：能够动态观察器官的运动，评估运动功能的异常。

（5）MRI 水成像技术：包括磁共振胆胰管成像，磁共振尿路成像，磁共振脊髓成像和磁共振内耳迷路成像等。

（6）MRI 波谱技术：是目前唯一的无创性在体检测代谢物的检查技术，对脑

肿瘤和前列腺癌的诊断和鉴别诊断有很大帮助。

（7）功能性 MRI 成像：包括扩散加权成像、灌注加权成像和脑活动功能成像。

2.MRI 检查的应用范围

MRI 检查广泛用于人体多系统疾病的检查、诊断和鉴别诊断，包括中枢神经系统、颈部、纵隔、心脏、大血管、肝脏、胆系、胰腺、脾、泌尿系统、男女生殖系统、骨髓和骨关节系统的先天性异常、肿瘤和肿瘤样病变、炎性病变和外伤性病变等的诊断和鉴别诊断。

（四）肿瘤的计算机体层显像和发射型计算机断层成像检查

1.计算机体层显像检查的应用范围

（1）恶性肿瘤的临床分期与再分期。

（2）恶性肿瘤放化疗的疗效预测和评估。

（3）肿块良恶性的鉴别诊断，指导对可能产生诊断信息的肿块区域进行活检。

（4）肿瘤标志物水平连续动态增高或发现转移瘤寻找原发瘤。

（5）肿瘤放化疗后残余或复发病灶的鉴别。

（6）指导肿瘤放疗计划。

2.发射型计算机断层成像的应用范围

^{67}Ga 显像可用于肿瘤定位诊断、检测转移灶与肿瘤复发、评价肿瘤活性、判断预后、肿瘤分期等，供制定治疗方案参考和评价治疗效果等。但随着正电子药物和计算机体层显像核素影像技术的普及应用，^{67}Ga 临床应用已经明显减少。

（五）影像学检查对肿瘤 TNM 分期的作用

影像学检查可以显示肿瘤的浸润深度和周围组织器官的侵犯情况，为肿瘤的 T 分期提供较直接和客观的证据。影像学检查可以显示肿瘤的淋巴结转移，尤其是体内深部的淋巴结一般的体检难以发现，而影像学检查却可显示；特别是当转移的淋巴结增大时，影像学检查更易发现。影像学检查对检出增大的淋巴结敏感性较高，但要明确区分增大的淋巴结是肿瘤转移还是炎性反应增大有时存在一定的难度。当增大的淋巴结表现为虫食状、囊状、边缘环形强化、不均匀性密度增高、串珠状排列、肿块状增大并对邻近血管产生压迫时，常提示增大的淋巴结有肿瘤转移，为肿瘤的 N 分期提供较客观的证据。肿瘤通过血道等发生远处转移，例如肺癌、乳腺癌、前列腺癌等可以转移到脑；胃癌可经血行转移到肝脏、肺、肾上腺、肾脏、胰腺和腹膜,亦可种植转移至卵巢。影像学检查在肿瘤远处转移的显示中具有较大的优势,因而可以为肿瘤的 M 分期提供证据。

三、肿瘤标志物

肿瘤标志物是指特征性存在于恶性肿瘤细胞,或由肿瘤细胞异常产生,或是宿主对肿瘤反应产生的物质,可用于肿瘤疗效观察、复发监测、预后评价,也可作为肿瘤治疗的靶向位点。

(一)常见肿瘤标志物

1.肿瘤相关抗原标志物

肿瘤相关抗原标志物包括胚胎类和非胚胎类肿瘤相关抗原。

(1)甲胎蛋白(alpha-fetoprotein,AFP):该蛋白在胎儿发育时高表达,在周岁时几乎不表达,血清 AFP 接近成人水平(<20 ng/mL)。AFP 是原发性肝癌的肿瘤标志物。血清 AFP$\geq$400 ng/mL,或含量在 $20\sim400$ ng/mL 范围,且连续检测不断增高的乙肝携带者,应高度怀疑原发性肝癌。AFP 显著升高也可见于胚胎细胞瘤、畸胎瘤。AFP 轻度或中度升高($20\sim400$ ng/mL)也常见于肝硬化、慢性肝炎患者,可采用 B 超或 CT 检测来排除肝癌。怀孕时也可出现 AFP 一过性升高。AFP 在临床主要用于原发性肝癌辅助诊断和预后、疗效判断。

(2)癌胚抗原(carcino-embryonic antigen,CEA):CEA 是由胎儿的胃肠道上皮组织、胰和肝细胞所合成的一种糖蛋白,出生后血清中含量已很低(<5.0 ng/mL)。CEA 是一种广谱肿瘤标志物,约 70% 的直肠癌患者 CEA 升高,且 CEA 浓度与 Dukes 分期有关;另外,部分胰腺癌、胃癌、肺癌、乳腺癌、膀胱癌、卵巢癌患者血清 CEA 升高。其特异性不高,非肿瘤疾病(胆汁淤积、慢性肝炎、胰腺炎、溃疡性结肠炎、克罗恩病、肺气肿等)、吸烟者和老年人也可见轻度增高(一般<10.0 ng/mL)。CEA 在临床主要用于肿瘤的疗效监测和预后判断。

(3)糖蛋白抗原 CA125:CA125 是上皮性卵巢癌和子宫内膜癌的标志物,特异性不高,其升高还可见于乳腺癌、肺癌、肝癌、胰腺癌和胃肠道癌等恶性肿瘤。另外,CA125 轻度升高也可见于多种妇科良性疾病,如卵巢囊肿、子宫内膜病、宫颈炎及子宫肌瘤等。CA125 在临床主要用于卵巢癌的辅助诊断、疗效监测和预后判断。

(4)糖蛋白抗原 CA153:CA153 是由分泌性上皮细胞(如乳腺、肺、胃肠道腺上皮细胞)分泌的一种糖蛋白。早期乳腺癌患者仅有 10%～20% 存在血清 CA153 升高,而约 70% 的晚期乳腺癌患者存在 CA153 升高,为乳腺癌首选标志物。另外由于良性乳房疾病和其他器官疾病中也有相当数量患者的 CA153 水平增高,因此 CA153 不适合作为乳腺癌筛查和早期诊断指标,临床主要应用于乳腺癌患者疗效监测和预后判断。

(5)糖蛋白抗原 CA19-9:CA19-9 是一种黏蛋白,血清 CA19-9 升高主要见于胰腺癌、胆管癌、胆囊癌、肝癌、胃肠道肿瘤、卵巢黏液性肿瘤等患者。急性胰腺炎、胆囊炎、胆管炎(胆汁淤积性胆管炎)、肝炎、肝硬化等患者,血清 CA19-9 也不同程度升高。CA19-9 临床主要用于胰腺癌、胆管癌的辅助诊断、疗效监测和预后判断。

(6)糖蛋白抗原 CA72-4:CA72-4 是一种糖蛋白抗原。血清 CA72-4 升高主要见于胃癌、卵巢癌患者。部分乳腺癌、结肠癌、胰腺癌、肺癌患者血清 CA72-4 含量也会增高。许多良性疾病如胰腺炎、肝硬化、风湿病、妇科病和胃肠道良性功能紊乱等患者,血清 CA72-4 水平也轻度升高。CA72-4 在临床主要用于胃癌和卵巢癌的疗效监测。

(7)细胞角蛋白 19 片段(CYFRA21-1):CYFRA21-1 高表达于过度增殖的鳞状上皮细胞,当其凋亡时,其细胞中含有的角蛋白碎片降解后变成可溶性物质而进入血液,使血中 CYFRA21-1 含量增高。CYFRA21-1 是肺鳞癌的标志物,部分其他鳞癌如膀胱癌、食管癌、宫颈癌和鼻咽癌患者,血清 CYFRA21-1 也升高。它对肺鳞癌的早期诊断、疗效监测和预后判断均有重要意义。

(8)鳞状细胞相关抗原(squamous cell carcinoma associated antigen,SCCA):SCCA 是一种糖蛋白,主要在鳞状细胞癌组织中高表达,是鳞状上皮癌的重要标志物。血 SCCA 升高主要见于鳞状细胞癌如子宫颈鳞癌、头颈部鳞癌、肺鳞癌、食管鳞癌;SCCA 升高还见于皮肤癌、消化道癌、卵巢癌和泌尿道肿瘤。另外,SCCA 在汗液、唾液中含量较高,因而标本应避免其污染。SCCA 在临床主要用于鳞状细胞癌的疗效监测和预后判断。

(9)人附睾蛋白 4(human epididymis protenin 4,HE4):卵巢癌细胞中高表达的 HE4,可作为卵巢癌首选标志物,尤其是可作为妇女的盆腔肿瘤良恶性鉴别的标志物,恶性盆腔肿瘤患者的血清 HE4 水平显著升高,而良性盆腔肿瘤患者则轻度升高。HE4 与 CA125 联合使用比单独使用任一种,对卵巢癌的辅助诊断具有更为准确的预测性。另外,HE4 水平升高也见于肺腺癌,肾衰竭、肝炎、肝硬化和肺炎等良性疾病患者。血清 HE4 目前主要用于卵巢癌的疗效监测和预后判断。

2.酶类标志物

酶及同工酶是最早被发现和使用的肿瘤标志物。肿瘤患者机体的酶活力会发生较大变化。

(1)神经元特异性烯醇化酶(neuron specific enolase,NSE):NSE是神经元和神经内分泌细胞中的一种酸性蛋白酶。NSE是小细胞肺癌(small cell lungcancer,SCLC)、神经母细胞瘤、类癌、黑色素瘤、嗜铬细胞瘤等神经内分泌肿瘤的特异性标志物。可用于SCLC的鉴别诊断、病情监测、疗效评价和复发预报。另外值得注意的是,若标本发生溶血、标本放置时间过长,均可导致红细胞中NSE溢出,致使血清NSE升高。

(2)前列腺特异性抗原(prostate specific antigen,PSA):PSA是一种丝氨酸蛋白酶,存在于前列腺和精浆提取物中,是前列腺癌的特异性标志物。前列腺癌患者血清PSA升高。血清PSA可用于前列腺癌筛查、辅助诊断和疗效预后判断。但是良性前列腺疾病患者血清PSA也会有轻度升高。

3.激素类标志物

(1)人绒毛膜促性腺激素(human chorionic gonadotropin,HCG):HCG是由胎盘滋养层细胞所分泌的一类糖蛋白类激素。在妊娠或患绒毛膜上皮癌时,HCG明显增高。HCG还会在乳腺癌、睾丸癌、卵巢癌患者中增高。在子宫内膜异位症、卵巢囊肿等非肿瘤状态时,HCG也会增高。HCG浓度及治疗后浓度降低的速度是对恶性葡萄胎患者治疗监测的必要指标。

(2)降钙素:降钙素是由32个氨基酸组成的多肽激素,甲状腺髓样癌患者血清降钙素明显升高。血清降钙素可作为甲状腺髓癌治疗监测的必要指标。

(3)儿茶酚胺类及其衍生物:正常情况下,它由肾上腺髓质中的一些交感神经节纤维末梢终止髓质细胞(又称嗜铬细胞)产生和分泌,包括肾上腺素、去甲肾上腺素和多巴胺等,它们既是激素又是神经递质。此类物质在嗜铬细胞瘤、70%神经母细胞瘤患者中明显升高,可作为其治疗监测的指标。

4.病毒相关的标志物

(1)EB病毒:EB病毒感染与鼻咽癌密切相关。EB抗体检测结合头颈部检查和活检,可用于鼻咽癌的筛查。目前,常规用于鼻咽癌筛查和辅助诊断的EB抗体主要有壳抗原VCA-IgA、早期抗原EA-IgA和核抗原EBNA1-IgA。

(2)HPV:高危型HPV如HPV-16和HPV-18感染与宫颈癌发病密切相关。宫颈分泌物或刷片中HPV-16和HPV-18等高危型HPV DNA检测,联合液基细胞学检测,可用于宫颈癌早期筛查。

(二)肿瘤标志物联合检测

为提高肿瘤标志物的辅助诊断价值和确定何种肿瘤标志物可作为治疗后的随访检测指标,可进行肿瘤标志物联合检测,但联合检测的指标须经科学分析、严格筛选。在上述前提下,合理选择几项灵敏度、特异性互补的肿瘤标志物组成最佳组合,进行联合检测。如乳腺癌,首选 CA153,次选 CEA、CA549、CA27 等。

(三)注意要点

1.辅助诊断

良性疾病时一些肿瘤标志物的含量可能升高,恶性肿瘤时肿瘤标志物的含量也可能正常,因此不可单独依赖肿瘤标志物作出癌症的诊断,而是用于癌症的辅助诊断。另外对于可疑肿瘤标志物升高,还可以间隔 1~2 个月连续检测此肿瘤标志物的含量,如果持续显著升高(与前一次比较均升高>25%),应高度怀疑,定期影像学检查,早期发现肿瘤;如果连续检测其含量不升高或下降,可排除肿瘤的存在。另外对于不同的检测系统,肿瘤标志物检测结果会有差异。

2.疗效预后判断

由于肿瘤标志物影响因素较多,当用于疗效预后判断时,最好连续监测其动态变化,一般在检测系统不改变的情况下,连续上升超过 50%都要引起重视,其可能预示疗效不佳、预后不良或肿瘤复发。

第五节 肿瘤的治疗

一、化疗

具有全身性治疗潜能的化学药物治疗在恶性肿瘤综合治疗中的地位不可替代。化疗在部分恶性肿瘤中是首选治疗手段,可达到治愈的效果。

(一)抗肿瘤药物分类及机制

1.烷化剂类

烷化剂通过生成正碳离子的途径与 DNA 发生 SN_2 反应,或直接和 DNA 按 SN_1 的方式进行烷基化,从而影响或破坏 DNA 的结构和功能。如环磷酰胺、美法仑等。

2.金属铂络合物

金属铂络合物能扰乱 DNA 的正常双螺旋结构,使其局部变性失活而丧失复制能力。如顺铂、卡铂等。

3.抗生素类

直接作用于肿瘤细胞的 DNA,使 DNA 链断裂和裂解。如多柔比星、博来霉素等。

4.抗代谢类

抑制 DNA 合成中所需的叶酸、嘌呤、嘧啶及嘧啶核苷代谢途径,从而抑制肿瘤细胞的生存和复制。包括叶酸拮抗物、嘧啶拮抗物、嘌呤拮抗物,如甲氨蝶呤、氟尿嘧啶等。

5.微管蛋白抑制剂

干扰细胞周期的有丝分裂阶段(M 期),抑制细胞分裂和增殖。如长春新碱、紫杉醇等。

6.拓扑异构酶抑制剂

抑制拓扑异构酶Ⅰ和Ⅱ,阻止 DNA 复制时双链解旋后的重新结合,造成 DNA 断裂;亦有干扰 DNA 合成和复制的作用。如伊立替康、依托泊苷等。

7.激素类

药物与细胞激素受体竞争性结合,抑制激素依赖性肿瘤,如乳腺癌、前列腺癌的生长,如他莫西芬等;刺激促性腺激素及黄体生成素的分泌,负反馈调节卵巢,使卵巢功能衰竭,达到去势作用,如诺雷得等;芳香化酶抑制剂、抑制肾上腺皮质激素和成甾体激素,用于绝经后乳腺癌治疗,如来曲唑、依西美坦等。

(二)肿瘤细胞化疗

1.细胞周期非特异性药物化疗

细胞周期非特异性药物可杀伤处于各种增殖状态,包括休止期细胞在内的肿瘤细胞。在机体能耐受的毒性限度内,其杀伤能力随剂量的增加而增加;剂量增加一倍,杀灭癌细胞的能力可增加数倍至数十倍。烷化剂、亚硝脲类、铂类、卡巴嗪(氮烯咪胺达)、抗肿瘤抗生素中的蒽环类和丝裂霉素属于此类。

2.细胞周期特异性药物化疗

细胞周期特异性与时相特异性药物只能杀伤处于增殖周期中特定时相的细胞,这些药物之间关系密切,其杀伤作用很难截然分开,有时能在几个时相同时发挥作用。特异性药物的剂量反应曲线是一条渐近线,即在小剂量时类似于直线,达到一定剂量后不再上升,出现平台。长春碱类、喜树碱类、紫杉类是 M 期特异性药物,左旋门冬酰胺酶、肾上腺皮质类固醇是 G_1 期特异性药物,博来霉素、平阳霉素是 G_2 期特异性药物,阿糖胞苷、双氟胞苷、氟尿嘧啶及其衍生物、甲氨蝶呤、羟基脲等是 S 期特异性药物。

3.联合化疗

联合化疗指在一个化疗疗程中同时或者先后使用数种化疗药物。与单一用药相比,适当的联合化疗有明显的优越性。

联合化疗的原则:①制定联合化疗方案之前要保证每一项单独的药物都会对癌症患者有效。②联合方案中几种药物最好有不同的作用机制,发挥协同作用。③不要用几种有相同毒性的化疗药物。④采取有过往成功案例的化疗方案,不要盲目改动联合化疗方案。

(三)化疗毒副作用

1.近期毒性

局部反应;静脉炎;局部组织坏死;骨髓抑制;胃肠毒性;免疫抑制;肾毒性;肝损伤;心脏毒性;肺毒性;神经毒性;脱发;其他如听力减退、皮疹、面部或皮肤潮红、指甲变形、骨质疏松、膀胱及尿道刺激症、不育症、闭经、性功能障碍、男性乳腺增大等也可由部分化疗药物引起。

2.远期毒性

生殖毒性:主要包括致畸和不育等;第二肿瘤:以白血病、淋巴瘤及膀胱癌最为常见,此种毒性以烷化剂最为突出,初次治疗之后的 5～10 年是发生的高峰期。

(四)化疗途径的合理选择

1.静脉化疗

静脉化疗是最常用的化疗途径。

2.动脉介入治疗

通过动脉给药可选择性把药物直接导入瘤组织内,其抗肿瘤效应可高于同剂量的静脉给药,到达全身其他部位的药物很少,可减少全身毒副作用。

3.口服化疗

生物利用度受药物吸收的难易程度及肝脏首过效应影响较大,疗效的个体差异较大。

4.腔内化疗

腔内化疗要使用原形药物局部有效的药物。有些药物需代谢后发挥抗肿瘤作用,不适合局部灌注。

5.病灶局部外涂化疗

将药物直接在肿瘤部位使用。

二、外科治疗

(一)良性肿瘤的外科治疗原则

相对恶性肿瘤浸润性的生长方式,良性肿瘤的生长方式主要以膨胀性生长为主,其边界清楚,多数有完整的包膜,不会发生淋巴道、血道的侵袭转移,进展一般较缓慢。

生长缓慢、分化类型较好、体积较小的良性肿瘤可以长期随访,而对于有恶变危险、或因肿瘤生长体积较大产生压迫症状等的肿瘤一般选择外科手术治疗。手术的原则是完整切除肿瘤,切除的组织应该包括完整的肿瘤包膜及少量正常组织,禁忌做肿瘤挖出术。例如乳腺纤维腺瘤需做乳腺区段切除;卵巢囊肿则做单侧卵巢切除,同时避免术中囊肿破裂。肿瘤的不完整切除不但为肿瘤的复发留下隐患,还会影响诊断的准确性,遗留恶性的部分还会导致误诊的发生。对于一些良性肿瘤有可能发生恶变者,以及交界性肿瘤,切除范围亦应扩大。但对于特殊部位的肿瘤不允许做较大范围的切除,如神经纤维瘤、神经鞘瘤、脑膜瘤、垂体瘤等,有时只能剥离肿瘤或大部分切除。

影像学检查及临床查体等都提示良性的肿瘤,其良恶性的判断依然以肿瘤标本的病理检查为准,因此切除的肿瘤必须送病理检查。一旦病理检查显示肿瘤的性质为恶性肿瘤,则必须按恶性肿瘤进一步处理。

(二)恶性肿瘤的外科治疗原则

1.明确诊断

(1)病理诊断:恶性肿瘤的诊断需要慎重,一定要有病理诊断的支持,避免误诊给患者带来终身不可逆的伤害。有些病例在术前难以取得病理诊断,应尽可能在术中取材做快速冷冻切片检查。

(2)分期:目前常用的是国际抗癌联盟和美国癌症联合会制定的 TNM 分期法(有些肿瘤有特殊的分期法,如大肠癌的 Dukes 分期)。治疗前的临床分期为术前制定治疗方案的主要依据之一。术后的临床病理分期则为术后辅助治疗及患者预后提供依据。对新辅助治疗后的分期,应采用治疗后肿瘤分期。

2.制定合理的治疗方案

肿瘤的首次治疗是否正确直接影响预后。制定治疗方案最重要的依据是肿瘤的病理类型、分化程度、临床(或病理)分期和患者的体质状况。一般的原则是:临床分期较早的局限癌肿尽量争取手术根治;局部晚期癌肿、估计难以完全切除局部病变、伴有全身广泛转移者,应先做术前辅助治疗(如化疗、放疗、分子靶向治疗等),即新辅助治疗,待肿瘤缩小以符合手术标准、全身转移得到控制后再行根治性或姑息性手术治疗。而一旦决定行手术治疗后,术前应对患者的情况进行全面评估,术后还应根据病理报告和患者的病情制定相应的后续治疗。如乳腺癌患者根据肿瘤激素受体的表达、肿瘤基因的表达、淋巴结的转移情况等决定术后的辅助化疗、放疗、内分泌治疗及分子靶向治疗等。

3.选择合理的术式

决定了手术治疗后,临床医师还应综合肿瘤生长的位置及方式、肿瘤的生物学特性、临床分期以及患者的个人意愿等多方面因素来决定适合患者的术式,在符合完整切除肿瘤原则的同时做到个体化治疗。如当乳腺癌决定手术治疗时,选择改良根治术还是保乳手术;中下段直肠癌时,是保留原来的肛门还是做人工肛门。

(三)注意要点

1.必须依据各种肿瘤病理及生物学特性选择术式

临床医师应熟悉各种肿瘤的病理学特性及生物学行为以便在临床决策中作出合适的选择。上皮癌常有淋巴道转移,应将其区域淋巴结清扫干净(原位癌可除外);肉瘤易局部复发而很少发生淋巴道转移,应广泛切除而不应做常规区域淋巴结清扫;食管癌、胃癌、大肠癌等多中心起源的肿瘤,其切除范围应尽量扩大;肌肉的肉瘤易沿肌间隙扩散,应将肌肉连同筋膜从起点到止点全部切除。

2.选择合适的切除范围,完整切除肿瘤,争取手术治愈

对于实体肿瘤而言,手术的完整切除以及对正常组织的保护对于肿瘤的治疗以及患者的长期生存都有重要的意义。因此,临床医师在实际工作中常常面对尽可能大范围切除肿瘤及周边组织和尽可能减少组织损伤以保护组织器官的正常功能的两难抉择。在切除范围的选择时,应遵守"两个最大"的原则,即最大限度地切除肿瘤和最大限度地保护正常组织。但最大限度地保护正常组织功能应以肿瘤的完整切除为前提。但是,若保留正常组织过少会影响其功能甚至威胁生命时,手术范围必须缩小,如肺癌手术,当肺叶切除不能将肿瘤切除干净时,常需做全肺切除术。但评估全肺切除后健侧肺功能欠佳难以代偿时,则不能做全肺切除术。值得注意的是,在临床工作中,术式往往需在手术探查后才作出最终抉择,因此要求临床医师要熟悉每个患者的术前各项检查及病史资料,结合肿瘤生长浸润情况,转移情况(有时需在术中快速切片检查)以及患者的生理情况选择合适的术式。

3.依据患者年龄、自身情况选择术式

在制定术式前应根据每个患者的情况进行全面的检查(包括体格检查、影像学检查及实验室检查等)并做好相应的应急措施,必要时需请相关的专科医师协同处理,并在术中及术后监护。在决定为全身状况较差的肿瘤患者行手术治疗并制定术式前应衡量手术的风险及手术治疗效果间的利弊关系。对于全身状况很差,择期手术的患者(如食管癌严重失水、胃肠道癌合并大出血等),通过积极的支持治疗得到改善,可促进其耐受较大手术。另外,肿瘤患者现有逐步年轻化的趋势,相对于老年患者,年轻患者预期寿命长,对于正常组织器官功能的保护有强烈的愿望。在保证肿瘤完整切除、疗效得到保证的基础上,选择术式时应尽可能保护正常的组织。

4.避免医源性肿瘤播散

(1)探查由远至近,动作轻柔。探查的动作必须轻柔,忌挤压,以免癌灶脱落播散。

(2)不接触的隔离技术:对已破溃的体表肿瘤或已侵犯质膜表面的内脏肿瘤,应先用纱布覆盖或包裹,避免肿瘤细胞脱落、种植。肠道肿瘤在术中应将肿瘤远近两端的肠管用布带结扎并在瘤段肠腔内注入抗癌药物,以期减少肿瘤的播散并提高治疗效果。

(3)尽量锐性分离组织,避免(或尽量少用)钝性分离。

(4)先结扎静脉,然后结扎处理动脉,可减少术中癌细胞进入血液循环的可能性,以期减少血道转移、提高治疗效果。

(5)先清扫远处淋巴结,后清扫邻近的淋巴结,按此顺序可减少癌细胞因手术挤压而沿淋巴管向更远的淋巴结转移。

(6)严格遵循连续整块切除的根治原则,禁忌将肿瘤分块切出。

(7)肿瘤切出后,应更换手套、器械,创面用大量无菌蒸馏水冲洗。

三、放疗

目前,放疗已成为恶性肿瘤的主要治疗手段之一。部分早期肿瘤经单纯放疗能够治愈,如Ⅰ期鼻咽癌单纯放疗的 5 年生存率达到 95% 左右,早期声门型喉癌、口腔癌、子宫颈癌可首选放疗。部分肿瘤通过辅助放疗可以达到保留器官功能的目的,如骨肉瘤的辅助放疗能避免截肢、直肠癌术前新辅助放化疗能保留肛门等。部分局部晚期肿瘤通过放化疗明显地提高了治愈率,如食管癌的术前新辅助放化疗,子宫颈癌的根治性同期放化疗等。

(一)肿瘤放疗的方法

1.电离辐射的分类

(1)电磁辐射:由 X 线和 γ 线组成,前者由 X 线治疗机和各类加速器产生,后者在放射性核素蜕变过程中产生,目前临床上常用的有 ^{60}Co、^{137}Cs、^{192}Ir,高能 X 线是目前临床上外照射最常使用的射线质。

(2)粒子辐射:包括电子、质子、中子、负介子和氦、碳、氮、氧、氖等重粒子,在组织中具有一定的射程,即达到一定深度后,辐射能量急剧降为零,形成 Bragg 峰,位于射程以外的组织受到的辐射明显下降,有利于保护肿瘤周围的正常组织。目前电子束在临床上常用于浅表/皮肤肿瘤的放疗,质子、中子及重离子已投入临床使用,但成本较高,普及性不如高能 X 线。

2.放疗中常用的放射线剂量单位

吸收剂量即单位质量所吸收的电离辐射能量,按照单位制吸收剂量单位为戈瑞(Gray),以符号 Gy 表示,1 Gy=1 J/kg,1 Cy=100 cGy。伦琴(R)则为照射量的单位,1 R=2.58×10^{-4} C/kg。

3.X 线的分类

X 线能量增加,穿透能力亦增加,高能 X 线骨吸收与软组织吸收相近,最大剂量点在皮下。实际工作中应根据患者的疾病情况选择具有不同物理特性的射线。按其能量高低可分为以下几种。①接触 X 线或浅层 X 线:10～125 kV,适用于治疗皮肤表面或皮下 1 cm 以内病变。②深部 X 线:125～400 kV,适用于治疗体内浅部病变。③高压 X 线:400 kV～1 mV。④高能 X 线:2～50 mV,主要由电子直线加速器产生,其为目前放疗中最为广泛应用的治疗设备,它可治疗体内各个部位的肿瘤。

4.照射方法

(1)近距离放射:把密封的放射源置于需要治疗的组织内(组织间照射)或人体天然腔内(腔内照射),可在肿瘤组织内给以高剂量照射,而周围正常组织的受量小,主要用于对肿瘤局部的加量照射,多要与外照射配合使用。

(2)远距离照射:也称为外照射,照射装置远离患者,放射线必须经过体表皮肤及体内正常组织后才能到达肿瘤组织。这是目前放疗中应用最多的照射方式,其体内剂量分布取决于射线能量、源皮距、体内吸收物的密度和原子序数。

(3)三维适形放疗/调强放疗:放射剂量分布在空间三维方向上与肿瘤形状

一致的三维适形放疗技术,不仅剂量分布与肿瘤形状一致,而且剂量强度分布也可以调节的调强适形放疗技术。

5.外照射的临床剂量

(1)原则:靶区的剂量要求准确;靶区内剂量分布要均匀,最高剂量与最低剂量的差异不能超过10%;应尽量提高治疗区域内剂量,尽量使周围正常组织的剂量减少至最低程度;尽可能不照射或少照射肿瘤周围的重要器官,如脊髓、眼、肾等,照射剂量不能超过其耐受量。

(2)外照射剂量的规定。①肿瘤区:通过临床体格检查和各种影像诊断手段确定的可见肿瘤范围;②临床靶区:肿瘤区及其周围有显微扩散的亚临床病灶范围;③计划靶区:包括靶区本身生理性运动范围及日常治疗中摆位误差引起的变动范围。

(二)放疗的实施过程

(1)治疗方针的确定:在肿瘤确诊后,根据患者肿瘤的类型、部位、临床分期以及患者的身体状况等因素确定是否需要放疗。其次,再确定放疗的目的是根治性的、辅助性的还是姑息性的。

(2)确定靶区即确定照射的部位和范围。体表肿瘤往往通过体格检查就能确定靶区,但体内的肿瘤都需要凭借多种影像诊断手段,如 CT 或 MRI 等检查来确定体内病灶的位置、体积及其周围器官的侵犯情况、局部和区域淋巴结转移情况等来确定靶区。肿瘤的病理类型、分化程度等对靶区确定也有重要意义,治疗方针不同对靶区的确定也有影响。

(3)制定治疗计划:根据靶区的部位、大小、与周围重要器官的解剖关系等,利用计算机治疗计划系统制定治疗计划,确定照射野的大小、数目及其配置。

(4)治疗计划的验证和定位:治疗计划经临床医师审核确定后必须在 X 线模拟透视机或治疗机上复核、定位。

(5)治疗计划的执行:治疗计划经模拟机或治疗机核对后就可以正式开始治疗。在有条件的单位,第一次治疗时应该在治疗机上摄取射野验证片或实时 CT 验证片,对治疗计划作进一步核实。

(6)治疗期间密切观察患者,必要时应对放疗计划实施进行调整。

(7)治疗结束后应检查、随访。

(三)放疗的方案

1.根治性放疗

根治性放疗能对肿瘤进行全面、足量的照射,使患者有机会得到长期生存。

一般应用于肿瘤范围局限、对放射线敏感或中度敏感、患者一般情况及肿瘤周围正常组织可以耐受根治性放疗剂量的情况。

2.辅助性放疗

辅助性放疗与手术、放疗相结合，通过综合治疗及中等强度的放疗剂量，补充其他治疗手段的不足，降低患者局部复发机会。一般应用于肿瘤范围局限、患者一般情况及肿瘤周围正常组织可以耐受根治性放疗剂量的情况。

3.姑息性放疗

姑息性放疗能减轻患者痛苦，改善生活质量。主要应用于晚期患者，以缓解肿瘤进展造成的局部压迫、梗阻或疼痛症状为目的。

四、分子靶向治疗

分子靶向治疗是指在肿瘤分子生物学的基础上，以与恶性肿瘤生长和进展相关的特异分子作为靶点，利用靶向药物治疗肿瘤的手段。

(一)分子靶向治疗的特点

1.选择性较强

分子靶向治疗针对的靶点通常为肿瘤发生、发展过程中起关键作用的小分子蛋白，具有高度的特异性。

2.毒性反应较小

靶向治疗药物往往在达到最大耐受剂量前已达到靶点饱和，可采用其最佳生物学剂量发挥最大的肿瘤抑制作用，因此毒副作用较小。

3.疗效有个体差异性

临床应用中应提倡个体化治疗，通过靶点检测选择出具有最佳疗效的患者。

(二)注意要点

1.分子靶点检测

分子靶向药物的疗效与肿瘤细胞是否具有相应的靶点密切相关，治疗前通过各种检测技术确定分子靶点状态，对于恶性肿瘤的靶向治疗至关重要。主要的检测手段包括以下几方面。①膜表面抗原靶点的检测：通常采取免疫组化法进行。免疫组化用于检测蛋白表达情况，是最常用和最简便的检测方法。②肿瘤基因突变靶点的检测：基因突变检测方法中常见的检测方法为直接测序法和蝎形探针扩增阻遏突变系统检测法。③肿瘤基因扩增靶点的检测：荧光原位杂交技术用于检测基因扩增的准确性高于其他检测技术，被誉为基因扩增检测的"金标准"。④肿瘤基因融合靶点的检测：检测方法主要有 3 种，包括荧光原位杂交技术、聚合酶链式反应和免疫组化。

2.给药方式与方法

分子靶向治疗药物的给药方式是单独用药还是联合用药,主要取决于两个因素:其一,联合用药是否优于单药;其二,患者是否可以耐受联合治疗。目前,临床上应用的小分子酪氨酸激酶抑制剂多数为单独用药,而单克隆抗体类药物多数为与细胞毒类药物联合使用。与细胞毒类药物联合,或将不同的靶向治疗药物联合,是提高疗效的途径之一。目前一些双靶向治疗也显示出优于单药的有效性。从给药方法来说,分子靶向药物常需要持续使用,小分子酪氨酸激酶抑制剂多为口服给药,更为方便,治疗的依从性更好;单克隆抗体类药物必需静脉输注,患者依从性相对较差。

3.不良反应

分子靶向药物的不良反应一般来说较轻,但当长期使用药物后,也可能出现一些新的不良反应。如抗血管靶向药物可能加重出血,延迟伤口愈合,以及出现高血压、蛋白尿等症状。另外,分子靶向药物还可能存在一些特殊的或少见的但后果严重的不良反应,如表皮生长因子受体酪氨酸激酶抑制剂可能引起少见的间质性肺炎,在临床上需引起高度注意。临床医师需要理解分子靶向药物作用的生物学原理及可能发生的相关不良反应,及时发现并熟悉对症处理的方法,把握好减量或中断用药的时机。

五、介入治疗

肿瘤介入治疗是在数字减影血管造影机、CT、MRI和超声等影像设备的引导和监视下,利用穿刺针、导管及其他介入器材,通过人体自然孔道或微小的创口将特定的器械导入人体肿瘤部位进行微创治疗的一系列技术的总称。肿瘤介入治疗具有以下几方面的特点:①微创;②定位准确,疗效明确;③重复性好;④不良反应小。因此,目前已成为肿瘤综合治疗的重要组成部分。

(一)肿瘤血管性介入治疗

通过经皮血管(主要是动脉)穿刺进行选择性或超选择性血管插管,将导管置于靶血管,完成肿瘤及肿瘤相关病变的治疗。

1.经导管动脉灌注化疗

经导管动脉灌注化疗可用于全身各部位实体肿瘤如肝癌、肝转移瘤、肺癌及转移性肿瘤、盆腔肿瘤等。

2.经导管动脉栓塞术和/或经导管动脉化疗栓塞术

经导管动脉栓塞术和/或经导管动脉化疗栓塞术主要用于各种富血供的恶

性实体瘤,肿瘤侵犯或破裂引起的出血,良性富血供肿瘤等。

(二)肿瘤非血管性介入治疗

1.肿瘤消融治疗

肿瘤消融治疗是在影像设备的导向下经皮穿刺肿瘤组织,通过物理或化学的方法破坏肿瘤,使局部肿瘤部分或完全性坏死,达到治疗肿瘤的目的。可分为物理消融和化学消融,物理消融的方法包括射频消融、冷冻消融、微波消融、激光消融和纳米刀技术等,化学消融是利用化学物质(如无水乙醇、乙酸等)杀灭肿瘤细胞达到治疗肿瘤的目的。

2.影像导向下放射性粒子种植

通过放射性粒子释放的γ射线杀伤肿瘤细胞,达到治疗肿瘤的目的,主要用于亚致死性放射损伤修复能力强的肿瘤、放疗后的肿瘤再充氧过程差或含乏氧细胞比例高的肿瘤、分化程度高及生长缓慢的肿瘤。

3.非血管性内支架

应用人造支架将受肿瘤压迫或侵犯变得狭窄或梗阻的管腔重新开通,恢复管腔的功能,如经皮经肝胆道内支架植入术,气管支架植入术,食管支架植入术,胃十二指肠支架植入术,结肠、直肠支架植入术,输尿管支架植入术等。

六、中医治疗

在肿瘤的不同病期、或不同西医治疗手段的同时,配合中医药治疗能够延长患者的生存期,提高患者的生存质量。

(一)肿瘤的中医病因病机

中医学认为,肿瘤的常见病因包括感受外邪、饮食所伤、情志内伤和脏腑亏虚。多种致病因素综合作用,正虚邪恋,逐渐发展,积而生变。其中脏腑虚亏,是肿瘤发病的先决条件。肿瘤的中医病机可概括为脏腑失调、痰凝湿聚、毒热内结、气滞血瘀、气血亏虚等,即"痰、毒、瘀、虚",基本病机是虚实夹杂。

(二)肿瘤的中医辨证论治

肿瘤的临床症状复杂,病情多变,治疗时必须准确把握病情的发展动态,结合患者的身体强弱、病期早晚、瘤体局部与机体整体的关系、标本缓急等予辨证论治,采取或攻或补或攻补兼施的方法。

1.气滞型

主证:胸胁胀痛,痛无定处,食欲缺乏,易怒,或脘腹胀痛,或嗳气呕逆,或吞咽梗阻,或乳房胀痛、月经不调,或瘿瘤、癥瘕、痞块。舌淡红苔薄白,脉弦。治法:理气疏肝。常用方剂:可选用逍遥散或柴胡疏肝散加减。

2.血瘀型

主证:胸胁或脘腹胀痛,胸腹胁下痞块,疼痛固定拒按,面色黧黑或晦暗,妇女可见经闭痛经,色紫暗或挟血块,或乳房肿块胀痛。舌质紫暗或见瘀斑,脉涩。治法:活血化瘀。常用方剂:可选用血府逐瘀汤或膈下逐瘀汤加减。

3.痰凝型

主证:局部肿块或隆起,无明显红肿热痛,或见瘰疬痰核,乳房包块,瘿瘤,喘咳痰鸣,或痰涎呕恶,或情志不舒,喜叹息。舌质暗,苔白滑,脉弦滑。治法:化痰散结。常用方剂:可选用海藻玉壶汤或瘿瘤神方加减。

4.湿热型

主证:身热不扬,或发热缠绵,汗出热不退,肢体困重,呕恶纳呆,脘腹痞闷,或面目周身发黄,口苦尿黄,或大便黏腻,里急后重,或白带增多,黏腻腥秽,外阴瘙痒。舌红苔黄腻,脉滑数。治法:清热利湿。常用方剂:可选用茵陈蒿汤或加味二妙丸或八正散或白头翁汤加减。

5.热毒型

主证:发热不退,口干咽燥,喜冷饮,或头痛,或鼻流脓涕,或衄血,或痰黄或咳吐脓血痰,或带下色黄腥臭,少腹胀痛,或大便呈脓血性黏液,里急后重,或小便灼热疼痛,尿急,或全身有出血现象。舌红暗,或瘀斑,苔黄干,脉弦滑或滑数。治法:清热解毒。常用方剂:可选用犀角地黄汤或白虎汤合五味消毒饮或白头翁汤合桃仁四物汤加减。

6.气虚型

主证:神疲乏力,少气懒言,头晕目眩,动辄气短,面色㿠白,心悸自汗。舌淡胖,苔薄白,脉弱无力。治法:补气健脾。常用方剂:可选用异功散或四君子汤或补中益气汤或参苓白术散加减。

7.血虚型

主证:面色萎黄,头晕眼花,心悸失眠,唇甲苍白,手足发麻,妇女经行量少或闭经。舌淡,脉细无力。治法:补血填精。常用方剂:可选用四物汤或当归补血汤或归脾汤加减。

8.阴虚型

主证:口干咽燥,心烦失眠,眩晕梦多,潮热盗汗,五心烦热,形体消瘦,尿少色黄,大便干结。舌红少苔,脉细数。治法:滋阴生津。常用方剂:可选增液汤或六味地黄丸或生脉散或沙参麦冬汤加减。

9.阳虚型

主证:面色㿠白,形寒肢冷,腰膝酸软,口淡不渴,神疲乏力,少气懒言,倦卧嗜睡,气短而喘,小便清长,大便溏薄。舌淡胖,苔白润,脉沉迟无力。治法:温补肾阳。常用方剂:可选附子理中汤或右归丸或大补元煎加减。

(三)肿瘤的中医综合治疗

积极运用中医药与手术、放疗、化疗、生物靶向治疗结合是进一步提高临床疗效的重要途径。

1.中医药与手术结合

(1)术前中药扶正治疗:可增加患者手术切除率,减少患者术后并发症。临床多使用调理肝脾、补气养血、健脾补肾的方法,常见方药如逍遥散、四君子汤、八珍汤、十全大补汤等。个别患者术前需控制癌症发展,可运用中药制剂鸦胆子乳剂或中药汤剂辨证处理。

(2)术后中药治疗:需视患者具体情况而定。调理脾胃可用香砂六君子汤;益气固表可用玉屏风散;益气养阴可用生脉散。需要中药长期调理的,应遵扶正祛邪原则,并根据不同病种及脏腑特性,采用辨证与辨病相结合方法来遣方用药。这既可提高患者正气,又可一定程度上控制残余癌细胞活动,防止复发与转移,提高生存率。

2.中医药与放疗结合

(1)防治毒副作用和后遗症:中医学认为,放射线为热毒之邪,易伤阴耗气,治疗应以养阴益气、清热解毒、凉补气血为主。放射性口咽炎及鼻腔炎,可用沙参麦冬汤加金银花、菊花、射干、板蓝根等;放射性肺炎可用清燥救肺汤加鱼腥草、黄芩等;放射性食管炎可用麦门冬汤加蒲公英、半枝莲、紫苏梗等;放射性胃肠道反应可用麦门冬汤或香砂六君子汤;放射性直肠炎可用葛根芩连汤合地榆槐角丸;放射性膀胱炎可用八正散合小蓟饮子;放射性肝炎可用滋水清肝饮;放射性脑炎可用五苓散合杞菊地黄丸;放射性骨髓抑制可用八珍汤、升血调元汤或龟鹿二仙汤。

(2)中药的协同增敏作用:中药配合放疗,有一定的协同增效作用。系列研究证明,从防己中提取的汉防己甲素是一种有效的放射增敏剂,川红注射液(含川芎、红花)及扶正增效方(含黄芪、枸杞、女贞子、太子参、红花、苏木等)通过改善癌细胞的乏氧状态而起增敏作用。

(3)放疗后中药巩固疗效:放疗属局部性疗法,难免有残留的癌细胞。中医药治疗是放疗后一种较佳的接力性治疗,长期坚持服用扶正祛邪中药是提高远期疗效,减少肿瘤复发的关键。治疗多以益气养阴扶正为主,以清热解毒散结祛邪为辅。

3.中医药与化疗结合

(1)防治毒副作用:中医认为,化疗损伤气血,治疗应以健脾和胃、补气养血、滋补肝肾为主。全身反应或骨髓抑制可用八珍汤、升血调元汤、龟鹿二仙汤等;消化道反应可用香砂六君子汤;中毒性心肌炎可用五参饮或归脾汤;中毒性肝炎可用小柴胡汤或茵陈蒿汤或滋水清肝饮;药物性膀胱炎可用五苓散和小蓟饮子;闭经可用金匮肾气丸和桃红四物汤。

(2)对化疗药的增效作用:许多扶正中药,包括扶正中药提取的多糖类药物,如猪苓多糖,与化疗药配合,能增强其疗效。

4.中医药与生物靶向治疗结合

分子靶向治疗是一种全新的生物治疗模式,在肿瘤的临床应用中越来越广泛,皮疹、皮肤干痒、腹泻、间质性肺炎、消化道不适等是其常见的不良反应。目前,中医药与之结合的相关临床实践研究尚处于探索阶段。出现皮疹或皮肤干痒,治当祛风清热除湿,辅以凉血解毒,予以消风散或五味消毒饮加减,并可配合中药(苦参、白鲜皮、防风、白芷、野菊花、金银花)外洗。出现腹泻,可选用痛泻要方或参苓白术散或葛根芩连汤加减。出现间质性肺炎和肺损伤,宜益气养阴润肺,清热化痰散瘀,可用生脉散、清燥救肺汤加减。出现消化道反应者,治宜健脾养胃理气,气虚者常用香砂六君子汤加减,阴虚者常用麦门冬汤加减。

七、癌痛治疗

对于大多数癌症患者,最难以忍受的往往是常人难以想象的疼痛。据WHO统计,全世界每天约有 400 万人遭受着癌痛的折磨,在肿瘤确诊时,约50%患者都有疼痛主诉,随着疾病的进展,此比例可上升至 80% 左右。有效止痛治疗可以增强患者的抗病能力,并增加患者战胜肿瘤的信心,从而提高患者的生活质量和生存时间。

(一)癌痛的病因

1.由肿瘤直接引起

如实质性器官内肿瘤生长迅速,造成包膜紧张牵拉;肿瘤浸润和阻塞血管,造成局部缺血;肿瘤转移至骨骼,刺激骨膜或引起骨折;肿瘤压迫空腔脏器,造成梗阻、黏膜炎症、坏死等;肿瘤侵犯脑、椎体或其他神经组织而引起疼痛。

2.与肿瘤相关

如肿瘤引起的带状疱疹及带状疱疹后神经痛,肿瘤骨转移引起的剧烈疼痛,作为肿瘤非特异性表现的骨关节的疼痛。

3.与肿瘤治疗相关

肿瘤患者的治疗也可能引起疼痛。化疗药物引起的静脉炎、药物渗出引起的组织损伤甚至坏死可以引起疼痛。放疗可能引起治疗区的感染与黏膜溃疡从而造成疼痛。免疫治疗时可能因为使用生物制剂而导致发热、全身酸痛等不适。外科手术引起的疼痛更多,如开胸手术肋间神经损伤引起的神经痛发病率相对比较高。

4.非肿瘤因素导致的疼痛

如肿瘤伴发腰椎间盘突出症引起的腰腿痛,伴发肺部感染引起的胸痛,患者原有的痛风和关节炎发作等。

（二）治疗要点

1.癌痛治疗

应采用综合治疗的手段,通过有效应用各种止痛治疗手段,持续有效地消除疼痛,预防和控制药物的不良反应,降低疼痛及治疗带来的心理负担。强调采用综合治疗措施,包括药物、放疗、针灸、理疗、心理治疗、康复治疗等,以及选择适当的患者在适当的时机给予外科处置或手术治疗。必要时请麻醉科、神经内科、骨科、康复科等科室会诊,共同制定最佳方案。

2.病因治疗

针对引起癌症疼痛的病因（癌症本身或其并发症）给予相应治疗,手术、放疗、化疗、靶向治疗和其他药物治疗可能缓解癌症以及脑转移、骨转移、感染、内脏器官梗阻或穿孔引发的疼痛。如姑息性手术可以将大块肿瘤切除,达到止痛的目的;放疗对骨转移、脊髓受压、脑转移、周围神经肿瘤浸润等情况引起的疼痛具有良好的控制效果;化疗对敏感的肿瘤如淋巴瘤、SCLC、卵巢癌、骨髓瘤或白血病造成的压迫或浸润神经组织引起的疼痛能够迅速显效。对于诊断和治疗操作(例如血管穿刺或插管、注射、骨髓或腰椎穿刺、皮肤活检等)所致的疼痛,应预先给予镇痛处理。

3.镇痛药物治疗

镇痛药物治疗是首选治疗方法,应依据临床经验和患者的具体情况,充分考虑药物的有效性、安全性、用药的方便程度、患者依从性和价格,选用最适当的药物。药物治疗应遵循以下原则。

(1)个体化给药：根据患者的病情和身体状况，疼痛严重程度、性质，正在接受的治疗，伴随疾病等情况，以及患者的治疗意愿，确立患者功能和生活质量优化目标，进行个体化的疼痛治疗，包括个体化用药剂量、给药频率和途径。

(2)按阶梯给药：应根据患者疼痛的程度，有针对性地选用不同强度的镇痛药物。轻度疼痛宜选用解热镇痛和非甾体抗炎药物＋辅助镇痛药物。中度疼痛可选用弱阿片类药物，并可合用非甾体抗炎药物＋辅助镇痛药物。重度疼痛可选用强阿片类药物，并可合并非甾体抗炎药物＋辅助镇痛药物。

(3)按时用药：止痛药物按规定时间间隔规律性给予，而不是按需给药。这有助于维持稳定、有效的血药浓度。长期用药者推荐以控释/缓释阿片类药物作为基础用药，在滴定和出现爆发痛时，可加用速释阿片类药物。

(4)无创给药：应首选口服途径给药，除非需快速镇痛或者出现不能耐受口服药物的不良反应时。对不宜口服者可采用其他给药途径，如阿片类药物皮下或静脉注射、患者自控镇痛。

(5)严密监护：密切观察用药后的疼痛缓解程度和机体反应情况，注意药物联合应用的相互作用，并及时采取必要措施尽可能减少药物的不良反应。注意药物的不良反应，如便秘、头痛等，平衡止痛疗效与不良反应。一旦出现以下情况需要及时处理：疼痛不能缓解、加重或出现新的疼痛；嗜睡、神志不清、精神异常、呼吸困难；严重呕吐或72小时以上不排便。

4.其他药物治疗

(1)辅助镇痛药物：辅助镇痛药物能增强阿片类药物止痛效果，或产生直接镇痛作用，包括抗惊厥药物、抗抑郁药物、糖皮质激素、N-甲基-D-天冬氨酸受体拮抗剂、镇静安眠剂、局部麻醉药。常用于辅助治疗神经病理性疼痛、骨痛、内脏痛。对于神经病理性疼痛，首选三环类抗抑郁药或抗惊厥药物。对于因疼痛难以睡眠者晚间可给予镇静催眠药。

(2)对症治疗药物：控制镇痛药物特别是强阿片类药物的不良反应。初用阿片类药物的数天内，可考虑同时给予甲氧氯普胺等止吐药预防恶心、呕吐，如无恶心症状，则可停用止吐药。多数患者需要使用胃肠动力药、缓泻药预防便秘。对于使用非甾体抗炎药者，按需给予胃黏膜保护剂。

(3)治疗骨痛药物：对于骨转移患者，可考虑加用双膦酸盐类药物。应用双膦酸盐和局部放疗可缓解骨转移造成的疼痛，减少病理性骨折的危险。

5.其他治疗措施

(1)介入治疗：在各种镇痛药物治疗效果都不能控制时，可以选择有创的介入治疗,通过损毁痛觉传导途径进行治疗。具体包括外周神经阻滞、神经根阻滞、蛛网膜下腔神经阻滞、硬膜外神经阻滞、腹腔神经丛乙醇阻滞、交感神经节阻滞等。

(2)局部热消融治疗:用于控制难治性疼痛,如肿瘤侵犯肋骨或胸椎椎体时,消融治疗有一定的止痛效果。

6.非药物治疗

非药物治疗可作为药物止痛治疗的补充,与止痛药物合用能增强止痛效果,降低镇痛药物的用量,从而减轻阿片类药物的不良反应。

(1)患者宣教:有针对性地讲解止痛知识,侧重消除患者对使用阿片类药物会导致成瘾的顾虑,以及讲解正确用药的要点,包括以下内容:鼓励患者主动向医护人员描述疼痛的程度,告知止痛治疗是肿瘤综合治疗的重要部分,忍痛对患者有害无益;多数癌痛可以通过药物治疗有效控制,应在医师指导下进行止痛治疗,规律服药,不宜自行调整止痛药剂量和止痛方案;纠正患者认为口服用药效果不佳的偏见;吗啡及其同类药物是癌痛治疗的常用药物,这类药物引起成瘾的现象极为罕见。同时增加患者及其家属对治疗和疼痛控制的信心,告知患者如果药物不能良好地控制疼痛,还可采用其他的治疗手段。

(2)物理治疗:主要采用热疗、冷敷、水疗、光疗、按摩、针灸、支具固定等来控制疼痛。

(3)心理治疗:主要采用认知行为疗法,包括注意力分散疗法、放松疗法等。

八、心理治疗

肿瘤患者的心理治疗是一个综合的过程,所以,心理治疗的相关技术人员培训、对肿瘤患者的心理治疗进行个体化原则、提高临床工作者及社会工作者对心理治疗的认识、加强临床医护工作者与社会工作者的结合都是肿瘤心理治疗有待进一步发展的内容。

(一)肿瘤患者的常见心理反应

1.诊断时的心理反应

(1)否认:为肿瘤患者在得知诊断结果后早期普遍存在的心理防御反应,怀疑诊断结果,反复检查,企图推翻诊断事实,不愿接受他人的帮助与支持。

(2)焦虑与恐惧:肿瘤患者在得知诊断结果后几乎无一例外地出现焦虑、恐惧心理,害怕丧失工作、生活能力,害怕缓慢且痛苦的死亡。

(3)愤怒:肿瘤患者往往对外界充满敌意,甚至对他人的幸福、健康、愉快也会出现嫉妒。

（4）抑郁：在确诊后，常表现郁郁寡欢、痛苦，甚至产生消极观念与行为。

（5）孤独：肿瘤患者常自认为已成为家庭与社会的累赘，自我封闭。

（6）其他：另有少数患者可产生幻觉、妄想等精神病性症状。

2.肿瘤晚期患者的心理反应

因受病症折磨、各种治疗所产生的不良反应及身体衰竭的影响，晚期肿瘤患者的心理反应更加强烈与复杂。主要分为以下阶段。

（1）否认期：出现在诊断后相对较早时。患者借助否认机制来应对确诊所带来的痛苦与震荡。不愿接受即将死亡的事实，忌讳他人谈论任何有关自己患病的任何问题，更不愿谈论与后事有关的事情。

（2）恐惧期：出现在诊断后中晚期。患者最终得知自己的诊断无法推翻，情绪异常的激动、愤怒，并感到绝望，少数患者会在抑郁情绪的支配下产生消极的念头或出现自杀想法。

（3）适应期：不论肿瘤患者是否愿意，接受及适应诊断是不可回避的事实，对死亡的恐惧心理逐渐消失或达到相对平衡，但难以恢复到病前的心理状态。

（二）肿瘤患者的心理治疗

1.一般性心理治疗

（1）将确切的信息告诉患者：是否将已患肿瘤的真实情况告诉患者，目前存在两种截然不同的看法。传统观点认为，对肿瘤患者应实施保护性的医疗制度，尤其是在性格特征或行为方式上存在某种缺陷的患者。另一种相反的观点认为，将真实的信息告诉患者，可减少患者的猜疑，并增加患者对治疗的配合，而且隐瞒并不能持久。

（2）建立良好的医患关系：与任何疾病的治疗一样，建立良好的医患关系是使治疗能取得良好效果的必要条件。

（3）解释与疏导：根据患者所患病症和心理个性特点，耐心细致地进行解释和劝告，以纠正肿瘤患者对肿瘤及其治疗的错误看法，增强其治疗的信心。

（4）鼓励与支持：这对肿瘤患者极为重要，应贯穿在诊断与治疗的全过程中。肿瘤患者觉得自己被社会抛弃、难以适应目前的生活，在生理、心理上承受巨大的压力。增加医护人员与患者的交往与沟通、提供良好的家庭支持等都是很好的方法。针对晚期肿瘤患者情绪波动更加明显的特点，医师及患者家人更应主动理解和接近患者，让患者感受到自己并未被家庭和社会所遗弃，从而调动与发挥心理潜能，积极应对病情。

2.认知治疗

认知治疗是一种根据认知过程会影响患者的情绪和行为的理论,通过一定方法和手段改变患者的不良认知,从而促使其心理障碍和生理障碍好转或治愈的治疗方法。相应的主要步骤如下。

(1)医师应向患者阐述其不适当的看法、观点及态度是如何影响其情绪和行为的。

(2)设法帮助患者去分析其特有的看法和态度,从中发现与患者所诉症状可能存在密切关系的看法、观点和态度。

(3)帮助患者去寻找出其看法和现实存在的差距,并指出其错误所在。

(4)帮助患者用正确的看法和态度,建立起正确的认知模式,实现减轻或消除不良情绪和行为的目的。

3.行为治疗

行为治疗是一种将治疗的重点放在外显的行为或可描述的心理状态,以改变患者的不良情绪和行为的心理治疗方法。该疗法对患者抑郁、焦虑等症状改善有较明显意义。相应的主要步骤如下。

(1)了解患者产生行为异常的主要原因,并将其确定为行为治疗的主要目标。

(2)根据不同患者的不同情况,选择不同的行为治疗方法。

(3)治疗中根据患者病情变化,予以鼓励、表扬以进行阳性强化,或予以阴性刺激(如疼痛刺激或批评)。

(4)鼓励患者坚持治疗,将已获得的效果加以巩固,强化适应性行为,消除异常行为。

4.心理治疗的其他方面

(1)社会支持:主要指对患者的直接支持、治疗支持和健康知识的传播。如对患者提供专业的患者联系体系、必要准确的病情解释等,让患者对疾病有良好的理解,可以增强治疗信心。

(2)情绪支持:可通过使患者表述他们与疾病相关的心理情绪反应,这种情绪释放对他们病情治疗可能有所帮助。

(3)心理教育干预:包括健康教育、解决问题的技巧加强、压力处理及心理支持,可以降低患者心理抑郁和增强有效的应对能力。

第二章　肿瘤常见症状

第一节　发　　热

一、概述

肿瘤患者伴发热的现象非常普遍,其中相当一部分归因于伴发的感染。然而有许多患者在经过全面检查后找不到发热的原因,而且这种发热与肿瘤的病程相关,当肿瘤进展时体温升高,在肿瘤控制后热退。因为发热与肿瘤伴发,也被称为肿瘤热。

(一)肿瘤热

肿瘤热可发生于几乎所有肿瘤,但更常见于淋巴瘤、急性白血病、骨肉瘤、肺癌、肾上腺肿瘤、原发或转移性肝肿瘤,以及有广泛转移的晚期肿瘤。肿瘤热一般表现为弛张热或持续发热型。绝大多数患者的体温在 38 ℃ 左右,不会超过 40 ℃。

肿瘤热的诊断必须排除感染性疾病及能引起发热的其他疾病才能确立。对症治疗常用吲哚美辛栓。肿瘤热的发病机制尚未完全明了,但可能起因于体内的多种致热原,它们可能来自:①肿瘤的致热原,如肿瘤坏死物;②宿主对肿瘤的免疫反应产生了免疫活性细胞,如激活的巨噬细胞,它能分泌白介素-2,后者是一种致热原;③许多肿瘤能合成前列腺素,这也是一种致热原。

(二)感染性发热

肿瘤患者发生感染的主要原因包括两个方面:①肿瘤患者自身免疫功能下降,易发生各种感染。或在自然腔道生长的肿瘤往往造成引流不畅,而诱发感染。长期卧床、住院、抗生素应用以及营养不良、低蛋白血症等,均易合并感染。②目前的抗肿瘤治疗是创伤性治疗,包括化疗引起的白细胞和自身免疫力下降,放疗引起的局部组织抵抗力下降等。

由于肿瘤患者处于低免疫力状态,一旦发生细菌性感染,可快速出现全身毒血症症状,导致休克和死亡。因此,临床上应特别注意患者出现的感染症状,并及时作出诊断和治疗。引起感染的病原体包括细菌、真菌和病毒。

(三)鉴别诊断

部分肿瘤患者可出现肿瘤热,是由于机体对肿瘤及由肿瘤细胞释放的致热因子的防御反应,或对肿瘤坏死的反应,均可出现发热。肿瘤热一般表现为持续热,口腔体温常低于 38.5 ℃,可伴有轻度的白细胞总数和中性粒细胞升高,患者自我发热感觉不明显,毒血症症状也不明显。但肿瘤阻塞某些自然腔道而引起阻塞性细菌炎症,如支气管阻塞引起的炎症,其典型的发热症状常表现为午后寒战,再出现持续高热,体温常超过 38.5 ℃,并伴有白细胞总数和中性粒细胞明显升高。因败血症出现的发热常为持续高热。

因化疗而引起的骨髓抑制易继发细菌感染。当白细胞总数$<0.5\times10^9/L$,并出现体温>38.5 ℃时,应首先考虑感染的存在,并特别注意寻找隐匿的感染灶。此时因患者体质虚弱,临床上仅表现为寒战和发热,而对于一般感染所出现的症状,如皮肤红斑、水肿、炎症部位脓肿形成及局部疼痛等,临床上表现并不明显。

二、治疗原则

(一)感染性发热

感染性发热主要是根据病原菌检查结果或经验给予敏感药物治疗,要强调足量、全程用药。同时,还应采取必要的降温措施。对于使用物理还是药物降温,目前说法不一。临床上最常见的感染性发热的病因为细菌感染和病毒感染:细菌感染的治疗主要根据病原体的不同选择合适的抗生素;病毒感染的治疗以利巴韦林、吗啉胍等为代表。

(二)肿瘤性发热

首先要针对肿瘤病灶和性质本身选择合适的手术或放化疗方案。肿瘤性发热很少以高热为主,如果有新出现的体温异常升高,应注意是否合并感染或肿瘤恶化、转移,应完善血常规、病原学、影像学等检查,以免延误治疗。发热治疗的原则是:对于中等程度以下发热者,主张物理降温为主。如物理降温不缓解,或体温持续升高,或伴有高热惊厥的儿童,或有心功能不全、器官衰竭的老年人,再考虑使用药物降温。

对于发热患者,特别是中等程度以下(体温<39 ℃)的发热患者,应以物理降温为主。即使是对中、重度发热(体温≥39 ℃),药物降温亦并非首选。特别是在患者出现脱水休克症状时,不主张采用解热药物降温。这是因为患者应用解热药物后会因大量出汗而加重脱水休克症状。可先应用乙醇擦浴、四肢大动脉处置冰囊、口服温开水等物理降温方法,同时,注意补液,缓解休克症状,如患者出汗较多,注意离子紊乱的可能,及时补充离子。

应用物理降温后,如果发热仍不缓解,甚至体温直线上升至>39 ℃时,如无禁忌,应及时采取药物降温。一般不主张滥用解热镇痛药或激素,除高热或超高热的患者需紧急处理外,对其他发热患者应以明确病因,进行病因治疗为重点。

目前,临床常用退热药物首选非类固醇类镇痛消炎药。根据其药理机制大致分为 3 类:A 类,酮洛芬、吲哚美辛;B 类,阿司匹林、萘普生;C 类,布洛芬、双氯芬酸、对乙酰氨基酚。此外,还有一些清热解表的中草药,如安宫丸、清开灵、双黄连等,作用相对较缓和。有研究者称,萘普生还具有鉴别感染性发热和肿瘤性发热的作用。对于检查鉴别有困难者,如经验性应用抗感染治疗后,患者仍有不明原因的发热,可使用萘普生进行诊断提示性治疗。如果应用萘普生后快速降温且体温达到正常水平,停药后 24 小时内体温完全回升者,多为肿瘤热。

值得注意的是,高龄者、妊娠及哺乳期妇女,肝肾功能不全者,血小板减少症者,有出血倾向者以及有上消化道出血和/或穿孔病史者,应慎用或禁用非类固醇类镇痛消炎药。对有特异体质者,使用后可能发生皮疹、血管性水肿、哮喘等反应,应当慎用。

对应用上述药物仍不缓解的顽固性高热或重度感染所致发热,应合理应用激素。不主张在发热患者中常规应用激素。当患者病情需要必须使用激素退热时,务必要严格控制剂量,切忌长期大剂量使用激素退热;尽量避免使用作用很强的地塞米松,一般给予中等强度的泼尼松或氢化可的松等即可;要在体温下降后停药。如大剂量且连续应用激素>3 天,就必须采取逐渐停药方法,切忌突然停药,以免引起激素反跳现象。

除上述退热方法外,还有人工冬眠等方法。对于使用哪种退热方法,还应该根据导致发热的原因、具体病情和患者本身状态、是否具备应用退热药物的适应证或禁忌证等多重因素进行分析,选择合适的治疗手段。

第二节 出　血

一、概述

出血在肿瘤患者中常见,大出血需紧急处理。引起出血的主要原因有:①发生于自然腔道的恶性肿瘤,如鼻咽癌、肺癌、胃癌、直肠癌、子宫颈癌等,由于肿瘤侵蚀血管,引起局部出血。如侵及大血管,则引起大量出血而导致死亡。②许多肿瘤患者呈高凝状态,如诱发弥散性血管内凝血可导致重要脏器内出血,如颅内出血而引起患者死亡。肿瘤侵犯肝脏,可引起凝血因子等与凝血有关的物质合成减少,并使纤溶酶原合成缺陷,易引起出血。③抗肿瘤治疗引起的出血。如大剂量和反复化疗导致骨髓内血小板生成抑制或急性白血病、淋巴瘤等对骨髓侵犯引起造血功能抑制而导致继发性出血。④某些药物如肝素、非类固醇抗炎药、两性霉素 B、长春新碱等,可诱发血小板功能障碍,均可潜在导致出血。血小板计数减少和功能障碍是导致肿瘤患者出血的最常见的原因(约占 50%)。⑤放疗可引起局部自然腔道内的肿瘤退缩,血管暴露,如血管破裂则导致出血。如支气管肺癌、食管癌放疗后引起的出血。

患者可主诉心悸、乏力、头痛、呼吸困难和痰血增加、血尿、鼻出血等症状,体检和实验室检查可发现局部黏膜出血、牙龈出血、皮下瘀点和瘀斑,特别易发生在皮肤摩擦部位,如后背、胁腹部及四肢、口腔黏膜及舌部黏膜下易出现血疱,以及胃肠道、泌尿生殖道、中枢神经系统和鼻咽部、支气管、肺部的出血。如为血小板计数减少引起的出血,则血常规检查示外周血血小板绝对量减少,出、凝血时间延长。与内源性凝血有关的指标如活化部分凝血酶原时间(APTT)延长,与外源性凝血有关的指标如凝血素时间也可能延长。如疑有弥散性血管内凝血,则血液涂片可见破裂的红细胞,且血清中纤维蛋白原和纤维蛋白原降解产物含量增加。对怀疑存在免疫性血小板减少症患者,可做骨髓穿刺确定诊断。

二、治疗原则

(一)血小板减少症引起出血的治疗

1.血小板减少但未出血的治疗

因化疗而导致的血小板计数减少,如外周血血小板计数<1×10^9/L,但患者

无活动性出血,则应每 1～2 天静脉输注血小板 6～8 U,直至血小板计数稳定,并高于 10×10^9/L。如血小板计数在(10～20)$\times 10^9$/L,但出现发热(>38 ℃)并高度怀疑存在感染时,则需在抗生素应用的条件下,静脉输注血小板。如血小板计数<50×10^9/L,但需行创伤性检查和治疗,包括活检、内镜检查、手术等,则应先静脉输注血小板,待血小板达正常值后再进行相关检查。

2.因血小板减少而出血的治疗

应静脉紧急输注血小板,至少使血小板计数>30×10^9/L。正常情况下输注多个供者的血小板与单个供者的效果一样。可通过输注血小板 1 小时后经修正(输注的单位数和体表面积的修正值)后的血小板增加值和输注后 10～15 分钟的出血时间,来评价血小板输注后的临床效果。酚磺乙胺可用于血小板减少性出血。用法为酚磺乙胺 0.25～0.75 g 肌内注射或静脉注射,每天 2～3 次,或2～3 g 静脉滴注,每天 1 次。可加用维生素 C 每天 2～3 g 静脉滴注。必要时短期使用糖皮质激素,如氢化可的松每天 200～300 mg 静脉滴注。

(二)因肝脏疾病所致的凝血因子缺陷和/或合成减少引起的出血

如凝血因子 V、Ⅶ、Ⅸ、X、Ⅺ、Ⅻ、前激肽释放酶、激肽原、纤溶酶原、抗凝素 Ⅲ、S 蛋白和 C 蛋白等缺乏,可通过维生素 K 和相应的凝血因子的输入来纠正。维生素 K 参与因子 Ⅱ、Ⅶ、Ⅸ 和 X 的合成。而新鲜冷冻血浆内富含凝血因子 Ⅱ、V、Ⅶ、X、Ⅺ 和 Ⅻ。

肿瘤患者常出现全身纤溶亢进,因此,使用竞争性抑制纤溶酶原药物,可避免纤溶酶原被激活。可使用的药物包括氨甲环酸500 mg,每 8～12 小时 1 次,口服或静脉给予。氨基己酸 5～10 g,缓慢静脉滴注,以后每小时 1～2 g,持续24 小时;如出血减少,可改为口服维持。

(三)弥散性血管内凝血导致血小板减少引起的出血

治疗应首先解除引起 DIC 的诱因,如肿瘤、感染、代谢性酸中毒等,同时补充各种凝血因子和血小板。小剂量肝素治疗有效,每天 25～50 mg,分次静脉滴注或皮下注射,但必须监测 APTT。

(四)自然腔道出血的处理

1.消化道出血

上消化道出血病例中约有 5% 系恶性肿瘤引起,主要为晚期胃癌,其中 42% 表现为大量出血。对于消化道肿瘤引起的出血,除了用一般凝血制剂与血管收缩药物外,还需针对肿瘤作特殊的处理,包括采用内镜将微波加热探头直接对出血处进行凝固治疗加局部肾上腺素应用,或进行电灼止血加局部硬化剂注射,或采用激光作姑息性止血治疗,均可取得较好的效果。对原发性肝癌或肝转移破裂出血,可作选择性肝动脉结扎或栓塞,也有一定的效果。

2.泌尿系统出血

肾脏、输尿管、膀胱和尿道肿瘤常可发生泌尿道出血,有时盆腔肿瘤如直肠癌、卵巢癌等侵蚀泌尿道也可引起出血。某些抗肿瘤药物如环磷酰胺和异环磷酰胺的代谢产物经肾脏排泄至膀胱,刺激膀胱上皮引起出血性膀胱炎。临床上一般静脉给予环磷酰胺总量超过 18 g 或口服总量超过 90 g 易发生出血性膀胱炎;静脉给药常出现急性出血性膀胱炎,而口服给药则常呈慢性出血。多柔比星应用也有引起急性肾脏出血的报道。盆腔和肾区的放疗也会引起出血,主要是射线造成膀胱和肾脏纤维化,毛细血管闭塞,脆性增加,加之局部刺激所致。

治疗泌尿道出血主要是针对原发肿瘤,应考虑尽早手术,同时积极采用药物止血治疗。膀胱出血伴血块常需作膀胱冲洗。化疗引起的出血性膀胱炎在临床上应予重视,应用异环磷酰胺时加用美司钠,后者可与异环磷酰胺代谢产物丙烯醛作用形成非膀胱毒性化合物,可明显降低出血性膀胱炎的发生。如果在美司钠应用时再加静脉水化,则效果会更好。

3.呼吸系统出血

鼻咽癌多发生在我国东南沿海,70%患者伴有回缩性血涕或鼻出血。如放疗后出现超过 500 mL 的出血为大出血,主要由肿瘤侵犯大血管及放疗后局部组织充血、血管破裂造成。治疗视不同情况可采取坐位、半卧位或患侧卧位。出血少时可采用1%麻黄碱点滴纱条或明胶海绵作前鼻腔填塞,出血多时采用后鼻腔气囊填塞,同时全身给予止血药物,必要时可输血。在上述处理无效时可考虑作一侧颈外动脉结扎。

原发性支气管肺癌常伴有血痰。一次出血量超过 300 mL 或24 小时连续性出血超过 600 mL 者为大咯血,应予紧急处理,包括患侧卧位和止血药等应用。如内科治疗无效可考虑经纤维支气管镜作冰氯化钠溶液灌注,局部滴注1∶20 000肾上腺素 5 mL;病变局限时可考虑手术。

第三节 贫 血

肿瘤患者发生贫血的原因是多样的,包括癌症本身、放化疗引起的骨髓抑制、肿瘤侵犯骨髓、溶血、脾大、失血、铁生成障碍和促红细胞生成素(EPO)缺乏。顺铂是最容易引起贫血的化疗药物,其他化疗药物多疗程治疗后也会导致贫血。有证据表明,因顺铂对肾小管损伤而使 EPO 产生减少,是导致贫血的原因之一。脊髓和盆腔放疗,因照射范围包括了主要造血的部位,因此也会导致贫血。包括治疗因素在内的各种原因引起的癌性贫血,会使患者生活质量受到影响。

一、概述

贫血的发生率及严重程度与肿瘤类型、分期、病程、治疗方案、药物剂量,以及患者放疗和治疗期间是否发生感染等因素有关。宋国红等报道 263 例肿瘤患者,贫血发生率为 48.3%,其中泌尿生殖系肿瘤的贫血发生率最高(70.6%)。Dalton 等对 28 个肿瘤中心接受化疗的 2 821 例肿瘤患者进行调查,其贫血发生率由化疗后第 1 周期的 17.0%升至第 6 周期的 35.0%(其中肺癌 51.0%,卵巢癌 49.0%),说明癌性贫血程度随化疗周期增加而加重。据 Campos 报道,不同化疗药物治疗卵巢癌患者引起 1~2 级、3~4 级贫血的发生率分别为紫杉醇 18.0%~19.0%、6.0%~64.0%,多西紫杉醇 58.0%~87.0%、27.0%~42.0%,卡铂或顺铂 8.0%~68.0%、1.0%~26.0%。环磷酰胺与卡铂或顺铂联合 32.0%~98.0%、2.0%~42.0%。Barrett Lee 报道,各种癌症放疗后贫血的发生率分别为乳腺癌 45.0%、大肠癌 63.0%、肺癌 77.0%、前列腺癌 26.0%、子宫颈癌和泌尿系统肿瘤 79.0%、头颈癌 32.0%。

肿瘤患者出现贫血时应及时对症治疗,更重要的是发现贫血原因,才能从根本上进行纠正。发生贫血原因主要为以下几种。

(一)肿瘤相关性贫血

此类贫血为肿瘤发生、发展中引起的慢性贫血。研究认为,肿瘤细胞和宿主免疫系统相互作用可致巨噬细胞活化,使 γ 干扰素(γ-IFN)、白介素-1(IL-1)、肿瘤坏死因子(TNF)等炎性细胞因子表达和分泌增加。其引起贫血的机制是:①直接抑制红细胞生成。TNF、IL-1、γ-IFN 是抑制红细胞生成的特异性细胞因子,其升高可直接或间接抑制体内红系祖细胞(CFU-E)生成,导致红细胞生成减少,引起贫血。②抑制促红细胞生成素(EPO)产生。Spivak 提出,肿瘤患者 EPO 产生受抑为癌性贫血的重要原因之一,感染可加剧其恶化,肺癌、乳腺癌、神经系统实体瘤中均可见酷似慢性肾衰竭贫血的现象。③破坏铁的利用和分布。恶性肿瘤患者多数血清铁降低,但骨髓铁染色正常,说明其贫血是铁利用障碍,而非铁缺乏。其可能机制为肿瘤促使炎性细胞因子分泌增加,诱导白细胞产生乳铁蛋白,乳铁蛋白与铁结合,妨碍铁的分布与利用。④恶性肿瘤患者对 EPO 的反应性降低。

据报道多数恶性肿瘤(尤其是晚期)贫血患者 EPO 增高,其原因可能为:①正常时血中 EPO 受肾组织氧分压影响,低氧和贫血是 EPO 升高的主要因素。肿瘤患者多有不同程度的组织缺氧和贫血可导致肾氧分压降低,刺激 EPO 产生。②TNF、IL-1、γ-IFN 等可降低 CFU-E 对 EPO 的反应能力,故血清 EPO 保持较高水平。另外,机体靶细胞上的 EPO 受体对 EPO 产生耐受,使 EPO 受体对 EPO 刺激阈值提高,EPO 不能充分利用。③部分非贫血肿瘤患者血清 EPO 升高可能与肿瘤异质性和自发性分泌有关。④肿瘤患者肝脏分泌 EPO 增加。⑤肿瘤患者血管紧张素、肾上腺素、血管加压素等不同程度升高,刺激血清 EPO 升高。EPO 较高时发生癌性贫血与患者对 EPO 反应性降低有关。

(二)治疗相关性贫血

放化疗引起的骨髓抑制为恶性肿瘤患者最常见的贫血原因。顺铂是最容易引起贫血的化疗药物,其他化疗药物多疗程治疗后也会导致贫血。有证据表明,顺铂对肾小管损伤而使 EPO 产生减少,是导致贫血的原因之一。脊髓和盆腔放疗,因照射范围包括了主要造血的部位,因此也会导致贫血。

(三)营养缺乏性贫血

铁、叶酸、维生素 B_{12} 缺乏可致红细胞成熟障碍,以消化道肿瘤最多见。其慢性失血或胃肠功能下降造成的吸收障碍均可致铁吸收减少、丢失增加,引起缺铁性贫血。消化道肿瘤可使体内因子生成减少或内因子抗体或肠道细菌过度繁殖,导致肠道吸收功能下降,引起维生素 B_{12} 缺乏而致贫血。消化道肿瘤可影响叶酸、维生素 B_{12} 吸收,肿瘤细胞增生时叶酸或维生素 B_{12} 需要量增加,均可致机体叶酸或维生素 B_{12} 绝对或相对缺乏,引起贫血。

(四)急性或慢性失血

急性失血常见于肿瘤破裂或肿瘤侵蚀血管,使血管破裂而致大出血;慢性失血常见于胃肠道肿瘤。

（五）恶性肿瘤侵犯骨髓及其导致的骨髓纤维化

骨髓是肿瘤转移好发部位，肿瘤细胞浸润可直接抑制骨髓造血干细胞增殖，消耗造血物质，释放癌性代谢产物损伤骨髓。骨髓涂片可见增生低下及与原发病相应的瘤细胞。肿瘤细胞浸润还可导致骨髓纤维化。

（六）自身免疫性溶血

恶性肿瘤导致溶血的确切机制尚不明了，可能与单核-吞噬细胞功能过度活跃及肿瘤细胞产生某种溶血性产物有关。

二、治疗原则

（一）病因治疗

首先要尽可能明确癌性贫血的原因，对营养缺乏性贫血者可适当补充铁剂、叶酸、维生素 B_{12} 等；对失血引起者应找出出血部位，采取针对性治疗；对骨髓转移引起者应给予全身化疗，部分患者可获短期缓解。

（二）输血治疗

癌性贫血是一种慢性过程，患者对贫血的耐受性明显好于急性失血者。因此，血红蛋白＞100 g/L 很少考虑输血。当血红蛋白＜70 g/L 时可考虑输注红细胞。血红蛋白 70～100 g/L 时应根据患者具体情况决定是否输血。一般老年患者耐受性较差，如伴有其他心肺疾病者，输注红细胞改善贫血症状可能使患者获益。

输血可引起许多并发症，可出现输血反应，还可增加肝炎、艾滋病、梅毒、人 T 淋巴细胞病毒等病原体感染机会。多次输血后患者体内常产生抗体，导致输血后血红蛋白（Hb）水平维持时间缩短，还可致血色病。输血后产生的免疫抑制作用可能促进肿瘤生长。

（三）重组人红细胞生成素（rHuEPO）治疗

内源性 EPO 产生于肾脏，对红细胞的生成起调节作用。当发生缺氧或红细胞携带氧的能力下降时，EPO 生成增加并促进红细胞生长。基因重组 EPO 最早被批准用于治疗慢性肾衰竭导致的贫血。临床试验表明，EPO 可缓解癌性贫血，减少输血需要，改善患者的一般状况。化疗引起的骨髓抑制，使红系造血祖细胞凋亡，而 EPO 可阻止祖细胞凋亡。然而，对外源性 EPO 的反应取决于患者发生贫血后自身 EPO 的产生能力。当内源性 EPO 产生数量不足时，机体才对外源性 EPO 有反应。血液肿瘤患者的外周血中 EPO 水平超过 500 mIU/L 时，外源性 EPO 不能改善患者的贫血。另一个影响疗效的是机体是否产生对 EPO 的抗体。

化疗后血红蛋白≤100 g/L 可治疗性给予 EPO；当血红蛋白<120 g/L 时，可根据临床情况决定是否使用 EPO。EPO 剂量为 150 U/kg，每周 3 次，连续 4 周。如果对上述剂量无反应，可提高剂量为 300 U/kg，每周 3 次，连续 4～8 周。另一种比较方便的用法为 EPO 每周 40 000 U。EPO 治疗超过 6～8 周仍然无效的患者应停药，继续治疗将无临床获益。应检查患者是否存在缺铁。

第四节　疼　　痛

疼痛是癌症患者最常见的症状之一，严重影响癌症患者的生活质量。初诊癌症患者疼痛发生率约为 25%；晚期癌症患者的疼痛发生率为 60%～80%，其中 1/3 的患者为重度疼痛。癌症疼痛（以下简称癌痛）如果得不到缓解，患者将感到极度不适，可能会引起或加重患者的焦虑、抑郁、乏力、失眠、食欲减退等症状，严重影响患者日常活动、自理能力、交往能力及整体生活质量。

一、概述

(一)定义

国际疼痛研究会把疼痛定义为"疼痛是一种令人不快的感觉和情绪上的感受，伴有实际存在或潜在的组织损伤"。疼痛的强度依组织受伤的程度、疾病的严重程度或对情绪的影响程度不同而不同。疼痛的第二层含义是"痛苦"。因此，疼痛是一种主观感受，是感受者认为存在就存在，认为是什么样就什么样，它表示一个人因痛的有害刺激造成由感觉神经传入的一种痛苦的反应。也就是说，疼痛不仅是一种简单的生理应答，同时还是一种个人的心理经验。所以在疼痛及其评估方面要相信患者的主述。

(二)病因

癌痛的原因多样，大致可分为以下 3 类。

1.肿瘤相关性疼痛

因肿瘤直接侵犯压迫局部组织，肿瘤转移累及骨等组织所致。

2.抗肿瘤治疗相关性疼痛

常见于手术、创伤性检查操作、放疗,以及细胞毒化疗药物治疗后。

3.非肿瘤因素性疼痛

非肿瘤因素性疼痛包括其他合并症、并发症等非肿瘤因素所致的疼痛。

大多数患者至少有一种疼痛是直接因肿瘤而引起的,晚期肿瘤患者大多有两种或两种以上原因造成疼痛。一般而言,3/4 的晚期肿瘤患者会发生与肿瘤浸润有关的疼痛,有 20％的患者会发生与治疗相关的疼痛,只有小部分患者的疼痛与癌症或其治疗无关。

(三)机制与分类

1.按病理生理学机制分类

(1)伤害感受性疼痛:因有害刺激作用于躯体或脏器组织,使该结构受损而导致的疼痛。伤害感受性疼痛与实际发生的组织损伤或潜在的损伤相关,是机体对损伤所表现出的生理性痛觉神经信息传导与应答的过程。伤害感受性疼痛包括躯体痛和内脏痛。躯体性疼痛常表现为钝痛、锐痛或者压迫性疼痛。内脏痛通常表现为定位不够准确的弥漫性疼痛和绞痛。

(2)神经病理性疼痛:由于外周神经或中枢神经受损,痛觉传递神经纤维或疼痛中枢产生异常神经冲动所致。神经病理性疼痛常表现为刺痛、烧灼样痛、放电样痛、枪击样疼痛、麻木痛、幻觉痛,中枢性坠、胀痛,常合并自发性疼痛、触诱发痛、痛觉过敏和痛觉超敏。治疗后慢性疼痛也属于神经病理性疼痛。

2.按发病持续时间分类

癌症疼痛大多表现为慢性疼痛。与急性疼痛相比较,慢性疼痛持续时间长,病因不明确,疼痛程度与组织损伤程度可呈分离现象,可伴有痛觉过敏、异常疼痛、常规止痛治疗效果不佳等特点。慢性疼痛与急性疼痛的发生机制既有共性也有差异。慢性疼痛的发生,除伤害感受性疼痛的基本传导调制过程外,还可表现出不同于急性疼痛的神经病理性疼痛机制,如伤害感受器过度兴奋、受损神经异位电活动、痛觉传导中枢机制敏感性过度增强、离子通道和受体表达异常、中枢神经系统重构等。

(四)评估

癌痛评估是合理、有效进行止痛治疗的前提。癌症疼痛评估应当遵循"常规、量化、全面、动态"评估的原则。

1.常规评估

癌痛常规评估是指医护人员主动询问癌症患者有无疼痛,常规评估疼痛病情,并进行相应的病历记录,应当在患者入院后 8 小时内完成。对于有疼痛症状的癌症患者,应当将疼痛评估列入护理常规监测和记录的内容。疼痛常规评估应当鉴别疼痛暴发性发作的原因,例如需要特殊处理的病理性骨折、脑转移、感染以及肠梗阻等急症所致的疼痛。

2.量化评估

癌痛量化评估是指使用疼痛程度评估量表等量化标准来评估患者疼痛主观感受程度,需要患者密切配合。量化评估疼痛时,应当重点评估最近 24 小时内患者最严重和最轻的疼痛程度,以及通常情况的疼痛程度。量化评估应当在患者入院后 8 小时内完成。癌痛量化评估通常使用数字分级法(NRS)、面部表情评估量表法及主诉疼痛程度分级法(VRS)3 种方法。

(1)数字分级法(NRS):使用《疼痛程度数字评估量表》(图 2-1)对患者疼痛程度进行评估。将疼痛程度用 0~10 个数字依次表示,0 表示无疼痛,10 表示最剧烈的疼痛。交由患者自己选择一个最能代表自身疼痛程度的数字,或由医护人员询问患者:你的疼痛有多严重?由医护人员根据患者对疼痛的描述选择相应的数字。按照疼痛对应的数字将疼痛程度分为:轻度疼痛(1~3),中度疼痛(4~6),重度疼痛(7~10)。

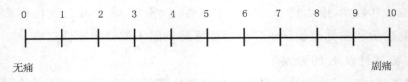

图 2-1　疼痛程度数字评估量表

(2)面部表情疼痛评分量表法:由医护人员根据患者疼痛时的面部表情状态,对照《面部表情疼痛评分量表》(图 2-2)进行疼痛评估,适用于表达困难的患者,如儿童、老年人,以及存在语言或文化差异或其他交流障碍的患者。

(3)主诉疼痛程度分级法(VRS):根据患者对疼痛的主诉,将疼痛程度分为轻度、中度、重度 3 类(表 2-1)。

3.全面评估

癌痛全面评估是指对癌症患者疼痛病情及相关病情进行全面评估,包括疼痛病因及类型(躯体性、内脏性或神经病理性),疼痛发作情况(疼痛性质、加重或减轻的因素),止痛治疗情况,重要器官功能情况,心理精神情况,家庭及社会支持情况,以及既往史(如精神病史、药物滥用史)等。应当在患者入院后 24 小时内进行首次全面评估,在治疗过程中,应当在给予止痛治疗 3 天内或达到稳定缓解状态时进行再次全面评估,原则上不少于 2 次/月。

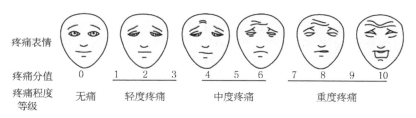

疼痛表情

| 疼痛分值 | 0 | 1 | 2 | 3 | 4 | 5 | 6 | 7 | 8 | 9 | 10 |
| 疼痛程度等级 | 无痛 | 轻度疼痛 | | | 中度疼痛 | | | 重度疼痛 | | | |

图 2-2 面部表情疼痛评分量表

表 2-1 主诉疼痛程度分级法

程度	表现
轻度疼痛	有疼痛但可忍受,生活正常,睡眠无干扰
中度疼痛	疼痛明显,不能忍受,要求服用镇痛药物,睡眠受干扰
重度疼痛	疼痛剧烈,不能忍受,需用镇痛药物,睡眠受干扰,可伴自主神经紊乱或被动体位

癌痛全面评估通常使用《简明疼痛评估量表(BPI)》,评估疼痛及其对患者情绪、睡眠、活动能力、食欲、日常生活、行走能力、与他人交往等生活质量的影响。应当重视和鼓励患者描述对止痛治疗的需求及顾虑,并根据患者病情和意愿,制订患者功能和生活质量最优化目标,进行个体化的疼痛治疗。

4.动态评估

癌痛动态评估是指持续、动态评估癌痛患者的疼痛症状变化情况,包括评估疼痛程度、性质变化情况,暴发性疼痛发作情况,疼痛减轻及加重因素,以及止痛治疗的不良反应等。动态评估对于药物止痛治疗剂量滴定尤为重要。在止痛治疗期间,应当记录用药种类及剂量滴定、疼痛程度及病情变化。

二、治疗原则

癌痛应当采用综合治疗的原则,根据患者的病情和身体状况,有效应用止痛治疗手段,持续、有效地消除疼痛,预防和控制药物的不良反应,降低疼痛及治疗带来的心理负担,以期最大限度地提高患者生活质量。主要治疗方法包括:病因治疗、药物止痛治疗和非药物治疗。

(一)病因治疗

针对引起癌症疼痛的病因进行治疗。癌痛疼痛的主要病因是癌症本身、并发症等。针对癌症患者给予抗癌治疗，如手术、放疗或化疗等，可能解除癌症疼痛。

(二)药物止痛治疗

根据世界卫生组织(WHO)癌痛三阶梯止痛治疗指南，癌痛药物止痛治疗的5项基本原则如下。

1.口服给药

口服为最常见的给药途径。对不宜口服患者可用其他给药途径，如吗啡皮下注射、患者自控镇痛，较方便的方法有透皮贴剂等。

2.按阶梯用药

指应当根据患者疼痛程度，有针对性地选用不同强度的镇痛药物。

(1)轻度疼痛：可选用非类固醇类抗炎药物。

(2)中度疼痛：可选用弱阿片类药物，并可合用非类固醇类抗炎药物。

(3)重度疼痛：可选用强阿片类药物，并可合用非类固醇类抗炎药物。在使用阿片类药物的同时，合用非类固醇类抗炎药物，可以增强阿片类药物的止痛效果，并可减少阿片类药物用量。如果能达到良好的镇痛效果，且无严重的不良反应，轻度和中度疼痛也可考虑使用强阿片类药物。如果患者诊断为神经病理性疼痛，应首选三环类抗抑郁药物或抗惊厥类药物等。

3.按时用药

按时用药指按规定时间间隔规律性给予止痛药。按时给药有助于维持稳定、有效的血药浓度。目前，控缓释药物临床使用日益广泛，强调以控缓释阿片药物作为基础用药的止痛方法，在滴定和出现暴发痛时，可给予速释阿片类药物对症处理。

4.个体化给药

个体化给药指按照患者病情和癌痛缓解药物剂量，制订个体化用药方案。使用阿片类药物时，由于个体差异，阿片类药物无理想标准用药剂量，应当根据患者的病情，使用足够剂量药物，使疼痛得到缓解。同时，还应鉴别是否有神经病理性疼痛的性质，考虑联合用药可能。

5.注意具体细节

对使用止痛药的患者要加强监护，密切观察其疼痛缓解程度和机体反应情况,注意药物联合应用的相互作用,并及时采取必要措施尽可能减少药物的不良反应,以期提高患者的生活质量。

(三)非药物治疗

用于癌痛治疗的非药物治疗方法主要有:介入治疗、针灸、经皮穴位电刺激等物理治疗、认知-行为训练、社会心理支持治疗等。适当应用非药物疗法,可作为药物止痛治疗的有益补充。

三、宣教

癌痛治疗过程中,患者及家属的理解和配合至关重要,应当有针对性地开展止痛知识宣传教育。重点宣教以下内容:鼓励患者主动向医护人员描述疼痛的程度;止痛治疗是肿瘤综合治疗的重要部分,忍痛对患者有害无益;多数癌痛可通过药物治疗有效控制,患者应当在医师指导下进行止痛治疗,规律服药,不宜自行调整止痛药剂量和止痛方案;吗啡及其同类药物是癌痛治疗的常用药物,在癌痛治疗时应用吗啡类药物引起成瘾的现象极为罕见;应当确保药物安全放置;止痛治疗时要密切观察疗效和药物的不良反应,随时与医务人员沟通,调整治疗目标及治疗措施;应当定期复诊或随访。

第五节　恶性积液

一、概述

(一)恶性胸腔积液

恶性胸腔积液(简称胸水)是一种常见的肿瘤并发症,其中46%~64%的胸腔积液患者为恶性肿瘤所致,约50%的乳腺癌或肺癌患者在疾病过程中出现胸腔积液。

在生理情况下,仅有10~30 mL的液体在胸膜腔内起润滑作用。但是在病理情况下,由于重吸收的动态平衡被破坏,导致胸腔积液。恶性胸腔积液最常见的原因是由于毛细血管内皮细胞炎症引起的毛细血管通透性增加以及因纵隔转移瘤或放疗所致纤维化引起的纵隔淋巴管梗阻造成的淋巴液流体静压增加。在罕见的情况下,肿瘤细胞局部蛋白分泌或释放也是原因之一。

1.临床表现

最常见的主诉为呼吸困难、咳嗽和胸痛,症状的轻重同胸腔积液发生的速度有关,与胸腔积液的量关系不大。查体可见,胸腔积液水平以下叩诊浊音,呼吸音消失及语颤减低。

2.诊断

可行胸腔穿刺细胞学检查以及包括蛋白质、CEA、pH、细菌、结核、真菌培养和染色等检查。如上述检查不能确诊,可再重复上述检查,也可在B超或CT引导下做针吸胸膜活检术,大多数的恶性积液患者可以确诊。对经上述方法仍不能确诊且高度怀疑为恶性胸腔积液者,可行胸腔镜胸膜活检。其中,恶性胸膜间皮瘤的诊断困难,下列方法有助于胸膜间皮瘤的确诊:仔细询问患者石棉接触史,胸部及上腹部CT扫描,闭合式胸膜多点活检(6～8处),CT引导下针吸活检或胸腔镜活检,必要时行开胸探查术做冷冻切片活检。

诊断性胸腔穿刺,抽液时应注意,放胸腔积液不能超过1 000～1 500 mL,尤其是重复放胸腔积液超过1 000～1 500 mL时,由于肺重新膨胀,可导致肺水肿,偶可致患者死亡。采用胸腔内置管缓慢放液可避免上述情况,但需注意长期留置导管引起的并发症。

(二)恶性心包积液

与恶性胸腔积液相比,心包积液相对较少,预后更差。一般情况下,心包积液的出现是肿瘤患者的临终前表现。据有关尸检结果,癌症患者5%～12%发生心脏及心包受侵,其中一半侵及心包,1/3侵及心肌,余者为两者均受侵。只有15%的心包转移者发生心包压塞症,通常发生在终末期的患者。心脏和心包转移瘤比原发肿瘤多40倍。肺癌、乳腺癌、淋巴瘤及白血病是发生心脏和心包转移的最常见病因,其次为黑色素瘤及肉瘤。霍奇金淋巴瘤患者纵隔放疗后约5%的患者发生心包积液。

1.临床表现

由于液体的积聚,心包腔内的压力增高,从而影响心脏舒张期的充盈,导致心脏排出量减少。许多心包转移患者无症状。心包积液通常为逐渐形成,也可很迅速,症状与心包积液形成速度相关。如积液的形成很缓慢,即使积液量1 000 mL症状也可不明显。但快速产生的积液,液体量仅250 mL就可产生明显症状。缓慢形成的心包积液导致心包压塞的常见症状包括充血性心力衰竭、呼吸困难、咳嗽、端坐呼吸、疲乏、虚弱、心悸、头和颈静脉充盈。可伴有胸腔积液。心包压塞的患者查体可以发现心动过速、心脏的浊音界扩大、心脏搏动减弱、心音遥远、心包摩擦音等。心脏压塞的特点是奇脉，表现为吸气末脉搏减弱伴随收缩期血压上升1.3 kPa(10 mmHg)以上。严重的心包压塞，不能有效地处理将最终导致心脏衰竭。

2.诊断

心脏超声检查是最有效且简便的方法。典型的心包积液X线检查示心脏呈烧瓶状，但心影正常的人也不排除心包积液。胸部CT及MRI可提示心包的厚度和原发肿瘤。B超引导下的心包穿刺术，能缓解症状且积液细胞学检查可以明确诊断。胸腔积液的各种生化及细胞学检查均适合心包积液。如细胞学检查阴性，必要时可行心包活检术。

(三)恶性腹水

恶性腹水形成的机制与肝硬化腹水不同。肿瘤分泌的某些递质导致腹膜血管的通透性增强，以及液体产生过多、营养不良、低蛋白血症所致的流体动力学失衡、门静脉阻塞、肝转移、淋巴及静脉回流受阻可能是形成腹水的主要原因。引起恶性腹水的常见肿瘤有卵巢癌、结直肠癌、胃癌、肝癌、输卵管癌和淋巴瘤。恶性腹水通常是肿瘤的晚期表现。尽管恶性腹水患者的生存期有限，但是成功的姑息性治疗对选择恰当的患者也有相对好的预后。

1.临床表现

临床表现可为腹胀、足部水肿、易疲劳、呼吸短促、消瘦及腹围增加。查体包括腹部膨隆、叩诊浊音，亦可有腹部肿块、腹部压痛及反跳痛。腹部B超易查出腹水。腹部CT扫描不但能查出腹水，还有助于查找原发病灶。

2.诊断

腹腔穿刺有助于鉴别恶性腹水和其他原因的腹水。诊断性腹腔穿刺抽取的液体应做以下检查：外观、颜色、细胞计数、蛋白定量、腹水离心沉淀后涂片染色镜检或用石蜡包埋切片病理检查。恶性腹水多为血性，且为渗出液，镜检有大量红细胞，细胞学检查约在60%的恶性腹水中查出恶性细胞。如配合腹膜活检或在B超引导下做经皮壁腹膜肿物穿刺活检术，可进一步提高诊断率。一些必要的肿瘤标志物检查，如CEA、CA-125、CA19-9、β-HCG及LDH，有助于恶性腹水的诊断。

二、治疗原则

(一)胸腔积液

1.全身治疗

对无症状或症状轻微的患者无须处理。对那些化疗敏感的肿瘤,如淋巴瘤、激素受体阳性的乳腺癌、卵巢癌、小细胞肺癌及睾丸恶性肿瘤等以全身化疗为主。

2.局部治疗

对那些必须要局部处理的患者,考虑行胸腔穿刺术。最常用的方法是采用博来霉素、四环素或多西环素等胸膜硬化剂治疗。

(二)心包积液

1.心包腔内置管引流

对无症状或症状轻,对心血管功能影响不大的患者,不需要处理,应积极采用有效的全身治疗。对有心包压塞的患者应立刻行心包穿刺术以解救患者的生命。在 B 超引导下,心包内置管间断或持续引流是改善心脏搏血量安全有效的方法,应作为首选。需注意的是避免引流速度过快,以免出现心脏急症。

2.全身治疗

根据原发肿瘤的类型、既往治疗、行为状态及其预后决定下一步治疗,如淋巴瘤及乳腺癌通过全身化疗大多可控制心包积液。

3.局部治疗

局部处理的常用方法有:心包穿刺抽液后注入硬化剂、心包开窗术、心包切除术及放疗。急性放射性心包炎的处理应采用保守治疗,其通常是自限性的。

(三)腹水

1.腹腔穿刺引流

腹腔穿刺引流可以缓解腹内压力,还可缓解因腹水过多所致的呼吸困难。迅速放大量液体($>1\,000\,mL$)可导致低血压及休克,故在放液过程中,应密切观察患者血压及脉搏。如心率增快及伴有口干感,则应停止放液以免引起血压下降。腹水虽然较多,可于 $24\sim48$ 小时内逐渐放光。为避免腹水再度生长,可考虑腹腔内注入白介素-2(IL-2)、肿瘤坏死因子等,必要时每周 $1\sim2$ 次,连续 $2\sim4$ 周。反复放液可引起低蛋白血症及电解质紊乱,有时还可引起腹腔内感染,需要仔细观察,及时处理。

2.全身治疗

对化疗敏感的肿瘤,如卵巢癌、淋巴瘤、乳腺癌引起的腹水应采用有效的全身化疗。卵巢癌可选用 CAP(CTX,ADM,DDP)或紫杉醇联合卡铂;淋巴瘤选择 CHOP(CTX,VCR,ADM,PDN);乳腺癌选用 CAF(CTX,ADM,5-FU)或含紫杉类等联合化疗方案。

3.局部治疗

腹腔内灌注化疗是治疗恶性腹水的重要方法。患者如果没有黄疸、肝肾功能不全、严重骨髓抑制及感染、梗阻等合并症,可考虑给予腹腔内灌注化疗。常用药物有铂类、丝裂霉素、氟尿嘧啶(5-FU)等。腹腔灌注的主要不良反应为化学性静脉炎以及粘连性肠梗阻、肠穿孔、出血等。

第三章 头颈部肿瘤

第一节 鼻 咽 癌

鼻咽癌是常见的头颈部恶性肿瘤,好发于黄种人,白种人少见。世界上有些地区鼻咽癌的发病率与移居的种族有关,国外报道鼻咽癌多数病例是华侨。鼻咽癌的发病率以中国的南方较高,如广东、广西、湖南等省,特别是广东的中部以及西部的肇庆、佛山和广州地区更高。广东省肿瘤登记点对该省鼻咽癌情况统计的最新数据(2009年)显示:广东省鼻咽癌的发病率为10.51/10万(全国的为2.05/10万),是全国平均发病率的5倍多;其中男性的鼻咽癌发病率为16.05/10万(全国的为2.89/10万),女性为6.45/10万(全国的为1.21/10万),分别为全国发病率水平的5.7倍、5.3倍。世界多数国家鼻咽癌男女之比为2:1~3:1。鼻咽癌在儿童期少见,随年龄的增长,发病率增高,20~40岁开始上升,40~60岁为发病高峰,然后下降。

一、病理分类和分期

(一)病理学诊断

鼻咽腔表面为复层扁平上皮或纤毛柱状上皮,故鳞癌最为多见,占95%以上,其他有腺癌、淋巴瘤等。世界卫生组织将鼻咽癌的病理类型分为以下几型。

1.角化性鳞癌或鳞癌(WHO Ⅰ型)

分为:①分化好的和中等分化的角化性鳞癌(此型在高发区少见,仅占3%~5%);②分化差的鳞癌。

2.非角化性癌

此型在高发区占 95% 以上,与 EB 病毒的关系更密切,绝大多数非角化性鼻咽癌患者血清 EB 病毒抗体水平升高。又可分为:①分化型非角化性癌(WHO Ⅱ型),与 EB 病毒的关系密切;②未分化癌或鼻咽型未分化癌(WHO Ⅲ型),以前又称淋巴上皮癌,泡状核细胞癌或大圆形细胞癌是其中的亚型之一。

(二)分期

1.原发肿瘤(T)

T_1:肿瘤局限于鼻咽区。

T_2:肿瘤侵及软组织。

T_{2a}:肿瘤侵及口咽和/或鼻腔,无咽旁受侵。

T_{2b}:咽旁受侵。

T_3:肿瘤累及骨和/或鼻窦。

T_4:肿瘤侵犯颅内和/或脑神经、颞下窝、下咽、眶或咀嚼肌间隙。

2.区域淋巴结(N)

N_x:区域淋巴结无法评价。

N_0:无区域淋巴结转移。

N_1:单侧淋巴结转移,最大径≤6 cm,转移淋巴结位于锁骨上窝以上。

N_2:双侧淋巴结转移,最大径≤6 cm;转移淋巴结位于锁骨上窝以上。

N_3:转移淋巴结直径>6 cm 和/或锁骨上窝淋巴结转移。

N_{3a}:淋巴结直径>6 cm。

N_{3b}:锁骨上窝淋巴结转移。

3.远处转移(M)

M_x:远处转移无法评价。

M_0:无远处转移。

M_1:有远处转移。

4.临床分期

0 期:$TisN_0M_0$。

Ⅰ期:$T_1N_0M_0$。

ⅡA 期:$T_{2a}N_0M_0$。

ⅡB 期:$T_{1\sim2a}N_1M_0$,$T_{2b}N_{0\sim1}M_0$。

Ⅲ期:$T_{1\sim2b}N_2M_0$,$T_3N_{0\sim2}M_0$。

ⅣA 期：$T_4N_{0\sim2}M_0$。

ⅣB 期：任何 TN_3M_0。

ⅣC 期：任何 T，任何 NM_1。

二、临床表现

（一）颈部淋巴结肿大

颈部淋巴结肿大是最常见的症状。患者往往在无意中摸到颈部有一肿块，肿块位于颈深淋巴结的上群，即乳突尖下方或胸锁乳突肌上段前缘处。肿块常较硬，触之无疼痛，活动常较差。具有转移早、转移率高的特点。病情晚期时其淋巴结转移可累及锁骨上，甚至到腋窝、纵隔。

（二）回缩性血涕

患者回吸鼻腔后，从口腔吐出带涕血丝，尤以早晨起床后为甚。可以持续一段时间，为肿瘤血管破裂出血所致，是鼻咽癌的一个早期症状。

（三）耳鸣或听力减退

耳鸣、耳部闷胀、耳部闭塞，或者耳聋，听力下降。因为鼻咽部肿瘤生长在侧壁上，压迫或堵塞咽鼓管开口，或肿瘤直接侵犯破坏咽鼓管周围组织，或直接向咽鼓管内浸润，或引起咽鼓管周围组织的水肿等，均可引起耳部症状。部分患者可以出现分泌性中耳炎，检查可见鼓膜内陷或有液平，穿刺抽液后很快复发，是鼻咽癌的一个较早期症状。

（四）头痛

患者常表现为枕部或颞部的头痛，常为钝痛。早期可能为神经血管反射性头痛，常为间歇性；晚期多为肿瘤破坏颅底骨或脑神经、肿瘤感染、颈淋巴结转移压迫血管与神经等，常为持续性。鼻咽癌患者放疗后出现的头痛，可能与肿瘤复发或放疗后感染有关。

（五）鼻塞

鼻塞为肿瘤阻塞后鼻孔或侵犯鼻腔，导致鼻腔通气不畅所致，有些患者鼻腔完全堵塞，并且有较多的分泌物，或有血丝。

（六）面部麻木

面部麻木为肿瘤侵犯或压迫三叉神经所致，可以是感觉减退、痛觉过敏或者痛觉缺失。

(七)岩蝶综合征

岩蝶综合征亦称海绵窦综合征。鼻咽癌好发在顶前壁,极易向两侧咽旁或顶后壁黏膜下浸润进展,肿瘤沿着颅底筋膜达岩蝶裂区周围的蝶骨大翼、破裂孔、岩骨等。脑神经受损次序为第Ⅴ、Ⅵ、Ⅳ、Ⅲ、Ⅱ对,最后出现麻痹性视野缺损。

(八)垂体-蝶骨综合征

鼻咽癌直接向上侵入蝶窦、垂体、视神经,引起视力障碍。还可进一步扩展到海绵窦,产生第Ⅲ、Ⅳ、Ⅴ、Ⅵ对脑神经损伤症状。鼻咽癌侵犯脑垂体和蝶窦可以停经为首发症状。

(九)眼眶综合征

鼻咽癌转移至眼眶或肿块压迫眼球运动神经周围分支,可引起眼球运动神经瘫痪,如三叉神经眼支或视神经均可受累。

(十)Horner 综合征

肿瘤侵犯或肿大淋巴结转移累及或压迫颈交感神经节,可引起同侧瞳孔缩小、眼球内陷、眼裂缩小及同侧面部皮肤无汗。

三、诊断

(一)主诉

根据鼻咽癌的临床表现,如回缩性血涕、无痛性颈部淋巴结肿大、一侧性耳鸣、头痛等都应考虑鼻咽癌的可能,应在鼻腔内寻找原发灶。

(二)鼻咽镜检查

检查包括间接鼻咽镜检查或纤维鼻咽镜及电子鼻咽镜检查,可以清楚地观察到鼻咽部肿瘤的大小、表面形状、部位、侵犯范围等。同时检查张口的程度,测量两个门齿之间的距离,一般在 4 cm 以上。

(三)颈部淋巴结检查

颈部淋巴结分为上颈淋巴结(Ⅱ区)、下颈淋巴结(Ⅲ区)、锁骨上淋巴结(Ⅳ区),同时亦不要忽视颈后淋巴结(Ⅴ区)。鼻咽癌一般先转移到上颈部淋巴结,而后到下颈部淋巴结,再往下到锁骨上淋巴结。淋巴结越大或淋巴结位置越低,则病期越晚,预后越差。

(四)X线检查

X线检查包括鼻咽侧位片、颅底片、鼻咽钡胶浆造影及胸部平片等,对鼻咽癌的诊断和了解颅底骨质的破坏有一定的帮助。但这些技术有一定的局限性，不能反映出肿瘤咽旁侵犯蔓延的情况和规律。现在大部分已被 CT 或 MRI 检查所取代。

（五）CT 检查

1.肿块表现

鼻咽腔变形，左、右不对称，向腔内突出。咽隐窝变钝、变形、闭塞、消失。吞咽肌肿胀，肿瘤主要浸润腭帆提肌，引起软组织肿块，肿块亦可向腔内突出。

2.肿瘤向深部组织浸润

肿瘤向黏膜下浸润，引起变形、移位、受压等。肿瘤再向外扩展可侵及翼内肌、翼外肌而进入颞下窝、翼腭窝、上颌窝。向后外侵及茎突前后区及颈动脉鞘区，临床可有后组脑神经受损害的症状。向前侵及鼻腔、筛窦、眼眶。向上侵及蝶窦、蝶鞍。向后下沿着鼻咽后壁黏膜下侵及口咽。

3.颅底骨侵犯

表现为骨溶解性破坏或骨增生硬化。常见的有蝶窦底、蝶骨大翼、翼板、岩骨尖、破裂孔、卵圆孔、枕骨斜坡的骨质破坏。

4.颅内侵犯

可有海绵窦、脑桥小脑角的侵犯。

5.颈部淋巴结改变

在 CT 图像上可以清楚地看到咽后淋巴结以及胸锁乳突肌下方的肿大淋巴。

（六）MRI 检查

MRI 检查的主要优点：①肿瘤分期更准确；②可鉴别肿瘤复发与纤维化；③观察、评价疗效；④评价颅内病变，特别是放射性脑病、脊髓病变。MRI 表现基本同 CT，但软组织显示更清晰。

（七）B 超检查

主要针对肝、脾、腹膜后淋巴结以及颈部淋巴结等的检查。评估肝脏或腹膜后淋巴结是否已有转移，如有转移，则不适合行根治性放疗，而以化疗为主。若临床检查颈部淋巴结有疑问，可行 B 超检查。

（八）放射性核素检查

鼻咽癌的骨转移概率较高，尤其是有淋巴结转移的患者，故对于双颈部淋巴结转移及淋巴结转移位置低（N_2 以上）者应进行放射性核素骨扫描，了解骨骼是否有肿瘤转移。

（九）血液检查

鼻咽癌患者 90％以上 EB 病毒壳抗体（VCA-IgA）阳性，并且其滴度比较高，大多在 1∶40 以上。若患者仅有局部淋巴结肿大，而原发灶不明显时，可行 VCA-IgA 检测。若其滴度很高，则需认真检查鼻咽部，对可疑的部位进行活检，以明确诊断。同时对 VCA-IgA 滴度很高的患者，即使找不到原发灶，亦需要定期随访，有部分患者可以在颈部治疗几年后出现原发灶。目前还可检测 EB 病毒 DNA，已经证实其与预后有关。

（十）鼻咽部活检

1.间接鼻咽镜活检

间接鼻咽镜活检是最常用的一种方法，简单、方便、经济、实用，比较容易操作。先进行口咽部麻醉，常用 2％丁卡因表面麻醉，然后从口腔向上到鼻咽部，对准肿瘤组织，再钳下一小块肿瘤组织进行检查。

2.直接鼻咽镜活检

部分患者反应太大，或者鼻咽腔太小，或者鼻咽癌放疗后张口困难而无法行鼻咽部的检查，可以行直接鼻咽镜检查并活检。缺点是取得的组织较少。

3.鼻咽细针穿刺

部分患者肿瘤生长在黏膜下，表面不容易取得肿瘤组织，在这种情况下，表面的活检大多是阴性结果。此时，可以通过鼻咽部细针穿刺来取得组织。参考 CT 或 MRI 片定位，然后用较长的针头从软腭或口咽向上穿刺。亦可以在超声波引导下进行穿刺。

四、治疗

（一）综合治疗

鼻咽癌综合治疗的目的是有效提高鼻咽癌原发灶和颈部淋巴结转移灶控制率，降低局部肿瘤的复发率和远处转移率，并提高患者的生存质量。综合治疗的原则是以放疗为主，辅以化疗及手术治疗。临床上根据初治或复发鼻咽癌不同的 TNM 分期，选用不同的综合治疗方法。鼻咽癌的首次治疗应首选放疗。一般来讲，单纯的放疗可以治愈鼻咽癌，其 5 年生存率达到 50％～70％。即使是复发性鼻咽癌，经过合理的再程治疗，也可以达到 10％～30％的 5 年生存率。

1.初诊鼻咽癌的综合治疗

（1）早期鼻咽癌（Ⅰ/Ⅱ期）：单纯放疗，包括外照射或外照射加腔内后装治疗。

（2）中晚期病例：可选用放疗与化疗的综合治疗，包括同期放化疗、诱导化疗或辅助化疗。

（3）有远处转移的病例：应采用化疗为主，辅以放疗。

2.复发鼻咽癌的综合治疗

复发鼻咽癌是指鼻咽癌放疗治愈后，经过半年以上复发的病例。

（1）放疗后 1 年以内鼻咽复发者：尽量不采用再程常规外照射放疗。可以选用辅助化疗、近距离放疗或适形调强放疗。

（2）放疗后颈部淋巴结复发者：建议手术治疗，不能手术者可采用化疗。

（3）放疗后 1 年以上鼻咽和/或颈部淋巴结复发者：可做第 2 程根治性放疗，其方法包括单纯外照射或外照射加近距离照射。

（4）复发鼻咽癌再程放疗：只照射复发部位，一般不做区域淋巴引流区的预防性照射。

（5）已经出现脑、脊髓放射性损失的病例：一般不主张再程常规外照射放疗，应采用化疗。

（二）放疗

鼻咽癌多属低分化鳞癌，恶性程度高，容易发生淋巴结和血道转移。鼻咽部又深居头面部中央，毗邻重要器官、血管和神经组织，如脑、颈段脊髓、眼球、垂体等，单纯手术难以根治。并且，鼻咽癌对放射线具有较高的敏感性，原发肿瘤及颈部淋巴结容易被包括在照射范围内，因此，放疗是鼻咽癌的主要治疗手段。我国鼻咽癌的治疗始于 20 世纪 40 年代，当时采用深部 X 线治疗，但治疗效果差，不良反应严重，治疗后的 5 年生存率仅 20％左右。其后，由于 ^{60}Co 治疗机的使用及放疗方案设计的改进，放疗的疗效有较大的提高，5 年生存率提高到 50％～60％。

放疗方法包括常规外照射方法、适形调强放疗、近距离放疗。

（三）化疗

大多数单药化疗对鼻咽低分化鳞癌或未分化癌均有一定的疗效。在 20 世纪 70 年代，曾用单药治疗鼻咽癌，常用的药物有氮芥、环磷酰胺、塞替派、平阳霉素、顺铂（DDP）、羟基脲等，单药的有效率在 15％～20％。20 世纪 80 年代中期开始采用联合化疗，以 DDP＋5-FU 为主要联合方案，有效率达 80％左右。目前，DDP 化疗方案仍占据重要的地位。法国最新的 Meta 分析显示，放化疗联合治疗局部晚期鼻咽癌可将 5 年生存率提高 6％，而以同期放化疗疗效最佳。

在放疗与化疗的综合应用中,又分为放疗前的诱导化疗(新辅助化疗)、同期放化疗和放疗后的辅助化疗。

1.诱导化疗

诱导化疗又称新辅助化疗,即在放疗前先用化疗,主要适用于病情比较晚期,如头痛剧烈,或鼻咽部肿块很大,或颈部淋巴结肿大在 4 cm 以上,或颈部淋巴结位置很低的患者。

诱导化疗的疗程一般不宜超过 3 个疗程,在患者身体状况可以耐受的前提下,化疗后放疗的时间亦可尽量提前,以免化疗造成肿瘤细胞加速再增殖,出现肿瘤的增大;同时应尽量避免单药治疗,应联合用药。目前常用的化疗方案为 DDP+5-FU 以及多西他赛+DDP+5-FU(TPF),两个疗程的间隔缩短为 3 周。在化疗反应消退后立即开始放疗,一般为 3~5 天。

Anderson 肿瘤中心的 Garden 进行鼻咽癌诱导化疗和放疗疗效的前瞻性研究。共治疗鼻咽癌 122 例,所用的方案为 DDP+5-FU,共用 2~3 个疗程,然后给予常规放疗。5 年远处转移率在诱导化疗+放疗组和常规放疗组分别为 19% 和 34%,5 年无瘤生存率分别为 64% 和 42%,5 年总生存率分别为 69% 和 48%。

2.同期放化疗

同期放化疗是指在鼻咽癌放疗的同时使用化疗,使用同期放化疗的依据为:①化疗药物使用后,可以使肿瘤细胞的增殖周期发生改变,转入对放疗更敏感的时期,从而增加放疗的肿瘤杀灭作用;②化疗药物可以干扰放疗所致肿瘤细胞损伤 DNA 的修复,从而增加放疗的肿瘤杀灭作用;③化疗药物有直接杀灭肿瘤细胞的作用。

与放疗同时使用的药物有单药如 DDP、环磷酰胺、甲氨蝶呤、博来霉素(BLM)、紫杉醇等,或者联合使用如 DDP+5-FU,或加用多柔比星等。与放疗同时使用的方法有每天使用、每周使用 1 次,或像正常使用化疗疗程一样,每 3~4 周使用 1 个疗程。亦有根据肿瘤细胞加速再增殖的机制,在放疗开始的 4 周后加用化疗,以抵消肿瘤细胞的加速再增殖。

近年来大部分研究结果表明,在包括鼻咽癌的头颈部肿瘤治疗中使用含铂类的同期放化疗方案,可以取得较好疗效。香港 Chan 的Ⅲ期临床研究发现同期放化疗可显著提高局部晚期者的局部控制率、无进展生存率及总生存率,并可明显推迟出现远处转移的时间。在该研究中,放化疗组 5 年生存率提高 12%(70.3% vs 58.6%,$P = 0.048$)。在 $T_3 \sim T_4$ 期患者中这一差异更为显著($P = 0.014$),无进展生存率亦明显提高。故推荐在高发区使用 DDP 同期放化疗作为局部晚期鼻咽癌的标准治疗方案。

3.辅助化疗

辅助化疗是在鼻咽癌放疗结束后进行化疗,辅助化疗的用药方案基本同诱导化疗,应采用联合化疗,并且最好有几个方案交替使用,以 4～6 个疗程为佳。同时,辅助化疗的开始时间一般应等患者的反应基本消退、营养状况恢复后进行,大多在放疗结束后 1 个月左右进行。

4.姑息性化疗

对于已经发生远处转移或接受再次放疗或手术的患者,单纯化疗难以治愈,但对于放疗后发生远处转移的患者,联合化疗可以取得较高的肿瘤消退率,减轻患者的痛苦,延长患者生命,提高生存质量。对下列患者,可以行鼻咽癌的姑息性化疗:①鼻咽癌远处转移包括骨转移、肺转移等,化疗作为补充治疗;②对鼻咽癌放疗后鼻咽或颈部淋巴结复发或纵隔转移不能手术、放疗的患者,有效的化疗可以减轻患者的痛苦,延长生命;③放疗前已发生远处转移的患者,化疗可作为姑息治疗。

所用的化疗方案有 DDP＋5-FU、DDP＋5-FU＋CF、DDP＋BLM＋多柔比星等。最近国外亦有用紫杉醇、多西他赛、吉西他滨等治疗鼻咽癌的研究。

(四)手术治疗

目前认为,鼻咽癌的手术治疗主要适用于放疗后鼻咽部和/或颈部残留与复发的病例,如果应用得当,是提高生存率的一种有效的补救措施。对放疗不敏感和放疗后残留或复发的病例,可以采取选择性的手术治疗。

1.鼻咽癌原发灶的手术治疗

(1)适应证:①放疗后鼻咽部局部复发,病灶较局限;②根治量放疗后 3 个月,鼻咽原发灶残留;③分化较高的鼻咽癌(如鳞癌Ⅰ、Ⅱ级)的综合治疗;④全身状况较好者。

(2)禁忌证:①肿瘤侵犯颈动脉鞘区及其内容;②肿瘤侵犯颅底/脑神经;③广泛的颅底或颈椎骨破坏;④已发生远处转移;⑤全身状况欠佳或肝肾功能不良者。

2.颈部淋巴结复发或残留的手术治疗

(1)适应证:①鼻咽原发灶已控制,颈部出现转移淋巴结者;②根治性放疗后 3 个月颈部残留的转移淋巴结;③无远处转移;④全身状况良好。

(2)禁忌证:①颈部残留或复发的淋巴结与颈深部组织固定;②侵犯颈总动脉或颈内、外动脉;③皮肤广泛浸润;④有远处转移;⑤年老体弱,心肺功能不全不能纠正者。

3.手术时机

一般在放疗后 3～6 个月应及时处理,预后较好。鼻咽癌放疗后复发的患者则应及早手术。

第二节 口 腔 癌

口腔癌主要是指发生在口腔黏膜的上皮癌,为头颈部较为常见的恶性肿瘤之一。口腔癌占全部恶性肿瘤的 1.9%～3.5%,占头颈部肿瘤的 4.7%～20.3%。口腔癌的发生男性多于女性,在我国其发病年龄以 40～60 岁为高峰。口腔癌包括唇癌、舌癌、口底癌、牙龈癌、腭癌和颊癌。

一、病因

根据口腔癌发病的流行病学调查,口腔癌与以下因素有关。

(一)烟酒刺激

烟草中的致癌因素主要是化学物质苯并芘。吸烟方式与口腔癌发生的部位有一定关系。酒是致癌源之一,饮酒与吸烟具有协同的致癌作用,酒精可以促进口腔癌的发生。

(二)咀嚼槟榔块习惯

槟榔嚼块是以槟榔果为主要成分,并以叶、花、藤和石灰作为配料。槟榔果中的槟榔素和槟榔碱这两种成分具有潜在的致癌作用。配料除叶可能不具致癌性外,其他配料(花、藤)皆含有致癌性化学物质。且因石灰在口腔中形成高碱性的环境,会使口腔黏膜的表皮细胞被破坏,导致表皮细胞发生增生及变异现象,进而产生口腔癌。

(三)口腔黏膜白斑与红斑

口腔黏膜白斑与增生性红斑常是一种癌前病变。因此不论黏膜白斑病病程多长及其良性表现,均需长期随访以便早期发现癌变。

(四)紫外线和电离辐射

唇癌多见于户外工作、长期暴露于日光者,特别是农民、渔民或牧民。显然唇癌的发生与日照中的紫外线有关。电离辐射是唇癌的主要医源性致癌源。

(五)慢性刺激与损伤

不良的义齿或齿列不正的牙齿相对应的口腔黏膜,造成长期机械性磨损;加上口腔卫生差,伴有慢性炎症的存在,可能成为促癌因素。

二、病理分类

(一)大体分型

根据口腔癌发生的部位、形状和体积,临床上把口腔癌大体分为 4 种类型。

(1)乳头状型:肿瘤呈乳头状突起。

(2)外突型:肿瘤边缘外翻。

(3)溃疡型:口腔癌以溃疡型多见,边界不清。

(4)浸润型:癌细胞侵入周围组织、淋巴管,呈浸润性生长。

(二)组织学类型

(1)鳞癌:占口腔癌的 90%,可分为高分化、中分化和低分化鳞癌。

(2)腺癌:少见(硬腭腺癌多见)。

(3)肉瘤:罕见。

(4)恶性黑色素瘤:颊黏膜偶有发生。

三、临床表现

(一)口腔癌共同的症状和体征

(1)疼痛:早期疼痛感较轻或有局部异物摩擦感,如出现溃破时疼痛明显,肿瘤进一步侵犯附近神经时,可引发耳痛和咽喉痛。

(2)溃疡:嘴唇或口腔黏膜局部变硬,边缘隆起,中央凹凸不平,甚至糜烂出血。

(3)口腔黏膜有白斑或红斑出现。

(4)肿块:嘴唇或口腔内部有肿块,颈部淋巴结肿大。口腔癌多先向附近的颈部淋巴结转移,有时原发灶很小,甚至症状还很不明显,颈部淋巴结就已有转移、变大。

(二)分类

因为口腔癌发生部位不同,还存在不同的临床表现,分别为以下几种。

1.唇癌

唇癌以下唇的中外 1/3 部位为多见。病变可表现为增殖、疣状等外生型,或溃疡型。病变表面常出现血痂及炎性渗出。下唇癌由于闭合功能受影响,可伴有严重的唾液外溢。

2.舌癌

在口腔癌中最常见。多为鳞状细胞癌,85%以上发生在舌体。早期表现为溃疡、外生与浸润3种类型。舌癌晚期由于舌运动严重受限、固定,唾液增多外溢。进食、吞咽、语言均感困难,且疼痛剧烈。舌癌淋巴结转移率高。

3.口底癌

多发生在舌系带两侧的前口底。局部出现肿块和溃疡,逐步可发生疼痛、流涎、舌活动受限、吞咽困难和语言障碍。口底癌极易发生双侧淋巴结转移。

4.颊癌

颊癌多为鳞状细胞癌,好发于上下牙咬合线相对颊黏膜处,靠近口角处臼齿后区。颊癌可呈溃疡型或外生型,早期病变多表现为黏膜粗糙,随着病情发展,可引起颊部溃疡,出现明显疼痛,严重者可致张口受限,直至牙关紧闭。颊癌常转移至颌下淋巴结。

5.牙龈癌

牙龈癌仅次于舌癌,居口腔癌第二位。多为分化程度高的鳞状细胞癌,上牙龈癌比下牙龈癌多见。牙龈癌表现为溃疡型或外生型,以溃疡型多见。早期向牙槽突及颌骨浸润,引起牙齿松动疼痛;向后发展到磨牙区及咽部时,引起张口困难。牙龈癌以淋巴结转移为多见。

6.腭癌

腭癌多指硬腭癌,以腺癌为多见。腭癌多为外生型,边缘外翻,易渗出和形成血痂,触之易出血,有时也呈溃疡型。早期易侵犯骨质,晚期可出现牙齿松动或脱落。腭癌的淋巴结转移主要侵及颌下淋巴结。

四、诊断

(一)临床检查

望诊和触诊是口腔癌检查或早期诊断的最好手段,有助于了解病变波及的范围。

(二)辅助检查

1.X线平片及断层摄影检查

在口腔癌侵犯上、下颌骨及鼻腔鼻窦时能提供较多有价值的信息,但对口腔癌的定位信息、肿瘤侵犯范围特别是侵犯原发灶周围软组织的情况尚不能满足诊断和制订治疗计划的需要。

2.MRI、CT 检查

可帮助确定病变范围和有无骨受侵情况,以帮助准确分期,且 MRI 对颈部软组织的分辨率优于 CT 检查。

3.超声波检查

颈部彩色超声进行动态观察对判断颈部淋巴结的性质有一定帮助。

（三）脱落细胞学检查

适用于病变表浅的无症状的癌前病变或病变范围不清的早期鳞癌,作为筛选检查,然后对阳性及可疑病例再进一步做活检确诊。

（四）病理学检查

病理学检查是诊断肿瘤的主要依据。对口腔癌的病理检查主要是直接取材活检。

五、治疗

口腔癌的治疗方法有手术、放疗、化疗、中药治疗以及其他治疗（包括低温治疗、激光治疗、免疫治疗、生物治疗等）。由于根治性的外科手术对功能及美容的影响,治疗方式的选择应根据患者的具体情况决定,目前主要治疗手段为手术和放疗。中晚期病例采取放疗与手术为主的综合治疗或同步放化疗方案。无法手术的晚期病变,可采用单纯放疗或联合应用化疗予以姑息减症治疗。

（一）手术治疗

早期如果没有造成残疾、影响美容和功能的危险均应首选外科手术治疗,或采用以外科手术治疗为主的综合疗法。手术方法主要采用:原发灶的手术切除＋颈淋巴结清扫术。口腔鳞癌常发生颈淋巴结转移,如只处理原发灶而不处理淋巴结,则是不规范的治疗。

（二）放疗

对早期、未分化癌及低分化的口腔癌应首选放疗,对于已累及骨质、颈淋巴结转移的晚期肿瘤行单纯的放疗难以根治,常需要进行综合治疗。综合治疗时,放疗可根据病情在手术前后进行。根治性放疗或术后放疗时,原发灶和转移淋巴结剂量 66～70 Gy,或外照射 50 Gy＋近距离治疗,或单纯近距离治疗。颈部高危区剂量60 Gy,低危区剂量 50 Gy。

(三)化疗

除晚期患者采取化疗行姑息治疗外,目前临床最多的是配合手术与放疗进行辅助化疗。主要用于口腔癌术前辅助化疗,又称诱导化疗。一方面可以缩小肿瘤为手术创造条件,另一方面提高了患者的远期疗效。常用药物有博来霉素、顺铂、甲氨蝶呤等。

(四)中药治疗

中药治疗可提高免疫功能和改善全身状态,主要用于恶性肿瘤晚期治疗或口腔癌综合性治疗的一部分。

(五)其他

冷冻疗法、激光疗法、高温加热疗法等多用于早期浅表的口腔癌与晚期复发肿瘤的姑息治疗。免疫疗法及生物治疗可用于其他治疗的辅助治疗。

第三节 喉 癌

喉的恶性肿瘤较良性肿瘤多见。恶性肿瘤中以上皮来源的恶性肿瘤多见,90%~95%为鳞状细胞癌。喉癌为仅次于肺癌的呼吸道第二高发癌。在头颈部恶性肿瘤中其发病率仅次于鼻咽癌。喉癌早期病例的 5 年生存率可达 80% 以上;晚期采取综合治疗,5 年生存率可达 50% 左右。

一、病因

喉癌的致病原因至今尚不明,可能与以下因素有关。

(一)烟、酒刺激

烟、酒刺激与喉癌发生有密切关系。临床上可见 90% 以上的喉癌患者有长期吸烟或饮酒史。吸烟可产生烟草焦油,其中苯并芘可致癌,酒精长期刺激黏膜可使其变性而致癌。

(二)空气污染

空气污染严重的城市,喉癌发病率高。长期吸入有害气体如二氧化硫和生产性工业粉尘如铬、砷等易致喉癌。

（三）癌前病变

慢性喉或呼吸道炎症刺激,喉部角化症如白斑病和喉厚皮病,喉部良性肿瘤如喉乳头状瘤反复发作可发生癌变。

（四）病毒感染

可能与人类乳头状瘤病毒感染有关。

（五）其他因素

如职业因素,有报道喉癌和接触石棉、芥子气、镍等可能有关。遗传因素,芳烃羟化酶的诱导力受遗传因素控制,故喉癌致癌和遗传因素有关。性激素及其受体,喉癌患者雄激素相对升高,雌激素降低,男性显著高于女性。

二、病理分类

（一）组织学分型

喉癌中鳞状细胞癌最为常见,占喉癌的 90% 以上,根据组织学分级标准分为高、中、低分化 3 级,以高、中分化多见。少见肿瘤包括小涎腺来源的肿瘤,其他少见肿瘤包括软组织肉瘤、淋巴瘤、小细胞内分泌癌、浆细胞瘤等。

（二）根据肿瘤形态分型

根据肿瘤形态分为浸润型、菜花型、包块型、结节型。

（三）按原发部位分型

声门上型:约占 30%,一般分化较差,早期易发生淋巴结转移,预后亦差。声门型:最为多见,约占 60%,一般分化较好,转移较少,晚期声门癌可发生淋巴结转移。声门下型:最少见,约占 6%,易发生淋巴结转移,预后较差。

三、临床表现

（一）症状

1.声音嘶哑

最常见症状,为声门癌的首发症状,声嘶呈持续性且进行性加重。声门上型癌晚期因肿瘤增大压迫声带或肿瘤侵入声门时才出现声音嘶哑的症状。

2.咽喉疼痛

多半是声门上型癌的症状。肿瘤合并炎症或溃疡时,可有疼痛感及痰中带血。起初仅在吞咽时,特别是在进头几口食物时有一种“刮”的感觉,多吃几口以后症状消失。肿瘤进展,喉痛可变为持续性,且可向同侧耳部扩散。

3.咽喉异物感

咽喉部常有吞咽不适及紧迫感,是声门上型癌的首发症状,但常被忽视而不及时就医延误诊断。如出现吞咽障碍时,则为肿瘤的晚期症状。

4.呼吸困难

呼吸困难为恶性肿瘤晚期症状,表现为吸气性呼吸困难,并呈进行性加重。声门下型癌因病变部位比较隐蔽,早期症状不明显,直至肿瘤发展到相当程度或阻塞声门下腔而出现呼吸困难,声门下型癌患者较常以呼吸困难为首发症状而来诊。

5.颈部肿块

颈部肿块多为同侧或双侧颈部淋巴结转移,肿块长在喉结的两旁,无痛感,且呈进行性增大。

(二)体征

(1)喉镜检查见喉新生物。

(2)声带运动受限或固定:肿瘤增大,导致声带固定或堵塞声门,可引起吞咽障碍和呼吸困难,为肿瘤的晚期症状。

(3)颈部淋巴结肿大:声门上型癌的区域淋巴结转移率高,可因颈部淋巴结肿大来就诊。

四、辅助检查

(一)颈部检查

颈部检查包括对喉外形和颈淋巴结的视诊和触诊。了解喉外形有无增宽,甲状软骨切迹有无破坏,喉摩擦音是否消失,颈部有无肿大淋巴结,有无呼吸困难及三凹征现象。

(二)喉镜检查

间接喉镜检查为临床最常用的检查方法,可见喉部清晰的影像及观察声带的运动,了解喉部病变的外观、深度和范围,且操作方便,患者无痛苦。间接喉镜、直接喉镜、纤维喉镜可以看清肿瘤部位、大小、声带活动度及肿瘤侵犯范围。

(三)活检

喉癌确诊需病理活检证实,可在间接喉镜、直接喉镜或纤维喉镜下钳取肿瘤组织送检。

（四）影像学检查

了解肿瘤范围、有无颈部淋巴结肿大及喉支架软骨破坏。

（1）X线检查：咽喉正侧位片可以明确病变的大体部位、大小、形状及软骨、气管或颈椎前软组织变化情况。晚期可有远处转移，应行常规的胸部X线片和腹部B超检查。

（2）CT、MRI检查：有助于明确肿瘤在喉内生长范围、有无外侵及程度，以及颈部肿大淋巴结与大血管的关系等。

五、治疗

手术和放疗在喉癌的治疗中起着重要作用。早期喉癌单独使用放疗和手术切除，都可以获得较好的效果。晚期则以综合治疗——在术后辅以放疗为佳。

（一）手术治疗

手术方式主要分为喉部分切除术及喉全切术。原则是在彻底切除癌肿的前提下，尽可能保留或重建喉功能。

（二）放疗

1.单纯放疗

T_1、T_2早期喉癌都应以放疗为首选。放疗可以取得和手术治疗同样的效果，而且最大优点是能保持说话功能。单纯放疗可获得80％～100％的5年生存期。放疗剂量为60～70 Gy。早期单纯放疗即使效果不佳，还可行手术补救。单纯放疗主要用于早期声带癌及因全身情况不宜手术治疗的患者。

2.术前放疗

放射剂量一般为每4～5周40～50 Gy。放疗结束后2～4周内行手术治疗。主要适用于较晚期、肿瘤范围较大的患者。放疗的目的是为了使肿瘤缩小，提高手术切除率，提高肿瘤局部控制率，可以预防或减少因手术而促使的肿瘤转移或扩散。对声门下癌先行放疗后再行喉切除术，可以减少气管造瘘处的肿瘤复发。

3.术后放疗

目的是提高局部控制率，放射剂量需给予60 Gy以上。喉部分切除术或全喉切除术后2～4周可行放疗。

（三）化疗

喉癌95％以上为鳞状细胞癌，对化疗不敏感，多作为综合治疗的一部分。

（四）生物治疗

疗效尚不肯定，处于试验阶段。主要方法包括重组细胞因子如干扰素等、免疫细胞疗法、肿瘤疫苗和单克隆抗体及其耦联物。

第四节　甲状腺癌

甲状腺癌是头颈部肿瘤中常见的恶性肿瘤，是最常见的内分泌恶性肿瘤，占全身肿瘤的 1%。发病率按国家或地区而异。甲状腺癌可发生于任何年龄，女性多于男性，男女比例为 1：3，20～40 岁为发病高峰期，50 岁后明显下降。

一、病因

发生的原因不明，相关因素有以下几方面。

（一）电离辐射

电离辐射是唯——个已经确定的致癌因素。放射线对人体有明显的致癌作用，尤其是儿童及青少年，被照射的小儿年龄越小、发生癌的危险度越高。

（二）碘摄入异常

摄碘过量或缺碘均可使甲状腺的结构和功能发生改变，高碘或缺碘地区甲状腺癌发病率升高。

（三）性别和激素

甲状腺的生长主要受促甲状腺素（TSH）支配，神经垂体释放的 TSH 是甲状腺癌发生的促进因子。有实验表明，甲状腺乳头状癌组织中女性激素受体含量较高。

（四）遗传因素

5%～10%甲状腺髓样癌患者及 3.5%～6.25%乳头状癌患者有明显的家族史，推测这类癌的发生可能与染色体遗传因素有关。

（五）甲状腺良性病变

如腺瘤样甲状腺肿和功能亢进性甲状腺肿等一些甲状腺增生性疾病偶尔发生癌变。

二、病理分型

目前原发性甲状腺癌分为分化型甲状腺癌(乳头状癌、滤泡状癌)、髓样癌、未分化癌等。

(一)分化型甲状腺癌

1.乳头状癌

乳头状癌是甲状腺癌中最常见的类型,占甲状腺癌的80％以上。一般分化良好,恶性程度低,病情发展缓慢、病程长、预后好。一般以颈淋巴结转移最为多见,血行转移较少见,血行转移中以肺转移为多见。

2.滤泡状癌

较乳头状癌少见,世界卫生组织将嗜酸性细胞癌纳入滤泡状癌中。滤泡状癌占甲状腺癌的10.6％~15％,居第二位,发展缓慢、病程长、预后较好。以滤泡状结构为主要组织学特征。患病年龄比乳头状癌患者大。播散途径主要是通过血液转移到肺、骨和肝,淋巴转移相对较少。在分化型甲状腺癌中,其预后不及乳头状癌好,以嗜酸性细胞癌的预后最差。

(二)髓样癌

较少见,发生在甲状腺滤泡旁细胞(亦称为C细胞)的恶性肿瘤。C细胞的特征主要为分泌甲状腺降钙素以及多种物质,并产生淀粉样物等。发病主要为散发性,少数为家族性。女性较多,以颈淋巴结转移较为多见。

(三)未分化癌

较少见,约占甲状腺癌的1％,恶性程度较高,发展快,预后极差。以中年以上男性多见。未分化癌生长迅速,往往早期侵犯周围组织。常发生颈淋巴结转移,血行转移亦较多见。

三、临床表现

(一)症状

(1)颈前肿物:早期缺乏特征性临床表现,但95％以上的患者均有颈前肿块。乳头状癌、滤泡状癌、髓样癌等类型颈前肿物生长缓慢,而未分化癌颈前肿物发展迅速。

(2)周围结构受侵的表现:晚期常压迫喉返神经、气管、食管而产生声音嘶哑、呼吸困难或吞咽困难等症状。

(3)其他脏器转移的表现。

（4）内分泌表现：可伴有腹泻或阵发性高血压，甲状腺髓样癌可出现与内分泌有关的症状，如顽固性腹泻（多为水样便）和阵发性高血压。

(二)体征

（1）甲状腺结节：多呈单发，活动受限或固定，质地偏硬且不光滑。

（2）颈淋巴结肿大：乳头状癌、未分化癌、髓样癌等类型颈淋巴结转移率高，多为单侧颈淋巴结肿大。滤泡状癌以血行转移为多见。

四、辅助检查

(一)影像学检查

1.B 超检查

甲状腺 B 超检查有助于诊断。恶性肿瘤的超声检查可见边界不清，内部回声不均匀，瘤体内常见钙化强回声。

2.单光子发射计算机断层显像检查

可以明确甲状腺的形态及功能，一般将甲状腺结节分为 3 种：热结节、温结节、凉（冷）结节，甲状腺癌大多表现为凉（冷）结节。

3.颈部 CT、MRI 检查

可提出良、恶性诊断依据。明确显示甲状腺肿瘤的癌肿侵犯范围。

4.X 线检查

颈部正侧位片可观察有无胸骨后扩展、气管受压或钙化等，常规胸片可观察有无转移等。

5.正电子发射体层成像(PET)检查

对甲状腺良恶性病变的诊断准确率高。

(二)血清学检查

血清学检查包括甲状腺功能检查、血清甲状腺球蛋白、血清降钙素等。

(三)病理学检查

1.细胞学检查

细针穿刺细胞学检查是最简便的诊断方法，诊断效果取决于穿刺取材方法及阅片识别细胞的经验。

2.组织学检查

患者确诊应由病理切片检查来确定。

五、治疗

治疗以外科手术治疗为主,配合采用内、外照射治疗,内分泌治疗,化疗等。

(一)手术治疗

如确诊为甲状腺癌,应及时行原发肿瘤和颈部转移灶的根治手术。甲状腺癌的治疗原则以外科手术切除为主,无论病理类型如何,只要有手术指征就应尽可能地尽早手术切除。术中冷冻切片做病理学检查有助于决定手术范围,一般主张肿瘤局限于甲状腺内的仅采用患侧腺体加峡部全切除、对侧腺体大部分切除术,双侧受累或肿瘤位于峡部则采用双侧甲状腺全切除术。如果已有颈部淋巴结转移,则应同时做颈部淋巴结清扫术。

(二)放疗

1.外放疗

甲状腺癌对放射线的敏感性与甲状腺癌的分化程度成正比,分化越好,敏感性越差;分化越差,敏感性越高。分化型甲状腺癌如甲状腺乳头状癌对放射线的敏感性较差,其邻近组织如甲状软骨、气管软骨、食管及脊髓等,均对放射线耐受性差,照射剂量过大时常造成严重合并症,一般不宜采用外放疗。未分化癌恶性程度高,肿瘤发展迅速,手术切除难以达到根治目的,临床以外放疗为主,放疗通常宜早进行。对于术后有残余者或手术无法切除者,术后也可辅助放疗。常规放疗照射剂量为大野照射 50 Gy,然后缩野针对残留区加量至 60～70 Gy。如采用调强放疗可以提高靶区治疗剂量,在保护重要器官的情况下,高危区的单次剂量可提高至 2.2～2.25 Gy。

2.内放疗

分化好的乳头状癌与滤泡状癌具有吸碘功能,特别是两者的转移灶都可能吸收放射性核素 ^{131}碘(^{131}I)。临床上常采用 ^{131}I 来治疗分化型甲状腺癌的转移灶,一般需行甲状腺全切或次全切除术,以增强转移癌对碘的摄取能力后再行 ^{131}I 治疗。不同组织类型肿瘤吸碘不同,未分化型甲状腺癌几乎不吸碘,其次是髓样癌。

(三)化疗

甲状腺癌对化疗敏感性差。分化型甲状腺癌对化疗反应差,化疗主要用于不可手术、摄碘能力差或远处转移的晚期癌,相比而言,未分化癌对化疗则较敏感,多采用联合化疗,常用药物为多柔比星(ADM)+顺铂、多柔比星、环磷酰胺

（CTX）＋紫杉类等。

（四）内分泌治疗

术后长期服用甲状腺素片可以抑制 TSH 分泌，对预防甲状腺癌复发有一定疗效。对生长缓慢的分化型甲状腺癌疗效较好，对生长迅速的未分化甲状腺癌无明显疗效。

甲状腺癌的预后与病理类型、临床分期、根治程度、性别与年龄有关。年龄＜15 岁或＞45 岁者预后较差，女性好于男性。殷蔚伯等报道甲状腺癌的 10 年生存率乳头状癌可达 74％～95％，滤泡状癌为 43％～95％。未分化癌预后极差，一般多在数月内死亡，中位生存率仅为 2.5～7.5 个月，2 年生存率仅为 10％。

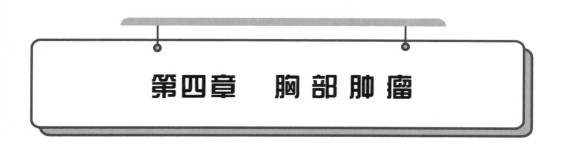

第四章　胸部肿瘤

第一节　肺　　癌

肺癌又称原发性支气管肺癌,为源于支气管黏膜和细支气管肺泡的恶性肿瘤。临床以咳嗽、痰中带血或咯血、发热、气促、胸痛等为主要表现,还会出现因脏器、淋巴结转移或内分泌改变而出现的声嘶、面肿、骨痛、关节疼痛等临床表现。肺癌是当今世界上最常见的恶性肿瘤之一,也是我国第一大癌症,其发病率及病死率均为男性肿瘤首位,女性肿瘤的第二位和第一位。

一、发病机制

现代医学认为肺癌的发病机制目前尚不清楚,与下面几个因素密切相关。

(1)吸烟、厨房油烟、大气污染、职业致癌因子(如长期接触砷、镉、镍、石棉、氡气、芥子气、多环芳烃类化合物及放射性粉尘等)等均可能是肺癌的病因。

(2)其他因素还有饮食与营养,较少食用含 β-胡萝卜素的蔬菜和水果,肺癌发生危险性会升高;与肺部慢性疾病史,遗传因素等都有一定关系。

二、病理

肺癌起源于各级支气管上皮及腺泡上皮,大多数为单发,多中心原发灶占1.3%～12.5%。肺癌的组织学分型主要分为非小细胞肺癌(non-small cell lung cancer,NSCLC)和小细胞肺癌(small cell lung cancer,SCLC)两大类,NSCLC包括腺癌、鳞癌、大细胞肺癌、腺鳞癌和类癌等几种。NSCLC占所有肺癌病例的80%～85%,SCLC占 15%。

三、分期

(一)NSCLC

1.TNM 分期

T：原发肿瘤。

T_X：未发现原发肿瘤，或者通过痰细胞学或支气管灌洗发现癌细胞，但影像学及支气管镜无法发现。

T_0：无原发肿瘤的证据。

T_{is}：原位癌。

T_1：肿瘤最大径≤3 cm，周围包绕肺组织及脏层胸膜，支气管镜见肿瘤侵及叶支气管，未侵及主支气管。

T_{1a}：肿瘤最大径≤2 cm。

T_{1b}：肿瘤最大径>2 cm，≤3 cm。

T_2：肿瘤最大径>3 cm，≤7 cm；侵及主支气管，但距隆突 2 cm 以外；侵及脏胸膜；有阻塞性肺炎或者部分肺不张，不包括全肺不张。符合以上任何一个条件即归为 T_2。

T_{2a}：肿瘤最大径>3 cm，≤5 cm。

T_{2b}：肿瘤最大径>5 cm，≤7 cm。

T_3：肿瘤最大径>7 cm；直接侵犯以下任何一个器官，包括胸壁（包含肺上沟瘤）、膈肌、膈神经、纵隔胸膜、心包；距隆突<2 cm（不常见的表浅扩散型肿瘤，不论体积大小，侵犯限于支气管壁时，虽可能侵犯主支气管，仍为 T_1），但未侵及隆突；全肺肺不张肺炎；同一肺叶出现孤立性癌结节。符合以上任何一个条件即归为 T_3。

T_4：无论大小，侵及以下任何一个器官，包括纵隔、心脏、大血管、隆突、喉返神经、主气管、食管、椎体；同侧不同肺叶内孤立癌结节。

N：区域淋巴结转移。

N_X：区域淋巴结无法评估。

N_0：无区域淋巴结转移。

N_1：同侧支气管周围及（或）同侧肺门淋巴结以及肺内淋巴结有转移，包括直接侵犯而累及的。

N_2：同侧纵隔内及（或）隆突下淋巴结转移。

N_3：对侧纵隔、对侧肺门、同侧或对侧前斜角肌及锁骨上淋巴结转移。

M:远处转移。

M_X:远处转移不能被判定。

M_0:没有远处转移。

M_1:远处转移。

M_{1a}:胸膜播散(恶性胸腔积液、心包积液或胸膜结节)以及对侧肺叶出现癌结节(许多肺癌胸腔积液是由肿瘤引起的,少数患者胸液多次细胞学检查阴性,既不是血性也不是渗液,如果各种因素和临床判断认为渗液和肿瘤无关,那么不应该把胸腔积液考虑入分期的因素内,患者仍应分为 $T_{1\sim3}$)。

M_{1b}:肺及胸膜外的远处转移。

2.临床分期

0 期:$T_{is}N_0M_0$。

ⅠA:$T_{1a,b}N_0M_0$。

ⅠB:$T_{2a}N_0M_0$。

ⅡA:$T_{1a,b}N_1M_0$,$T_{2a}N_1M_0$,$T_{2b}N_0M_0$。

ⅡB:$T_{2b}N_1M_0$,$T_3N_0M_0$。

ⅢA:$T_{1\sim2}N_2M_0$,$T_3N_{1\sim2}M_0$,$T_4N_{0\sim1}M_0$。

ⅢB:$T_4N_2M_0$,任何 T 分期 N_3M_0。

Ⅳ:任何 T 分期,任何 N 分期,M_{1a},M_{1b}。

(二)SCLC

局限期定义为病变局限于一侧胸腔、纵隔、前斜角肌及锁骨上淋巴结,但不能有明显的上腔静脉压迫、声带麻痹和胸腔积液。

如果癌症扩散到另一侧肺,或者对侧胸部的淋巴结,或者远处器官,或者有恶性胸腔积液包绕肺,则叫作广泛期。

四、临床表现

肺癌的临床表现复杂多样,与其生长部位、肿瘤大小、病理类型、有无转移和并发症有关。早期可无任何症状或缺乏典型症状,待典型临床表现出现而明确诊断时,多已属中晚期。一般情况下,中央型肺癌出现症状较早,周围型肺癌则出现较晚。

(1)咳嗽为中央型肺癌最常见的早期症状,约 70%的患者有不同程度咳嗽,常表现为刺激性呛咳,无痰或少量白色黏痰,伴有继发感染时,痰液变为黏稠脓性痰。肿瘤较大引起支气管狭窄,咳嗽可加重,多为持续性,呈高音调金属音。

（2）血痰或咯血常出现在中央型肺癌病程早、中期,咯血量一般不多,间断性反复少量血痰,往往血多于痰,偶见大咯血,血色多鲜红。

（3）胸痛也是肺癌早期表现,轻度胸痛不一定伴有胸膜侵犯,肿瘤累及胸膜,可产生胸部钝痛或隐痛;肿瘤侵蚀胸壁肋骨或压迫肋间神经,则胸痛尖锐剧烈,且有定点或局部压痛,并随呼吸、咳嗽、变换体位而加重。

（4）发热:约 20％的患者以发热为首发症状。一般分为两类,一种是肺癌压迫阻塞引起炎性发热,另一种是癌组织变性坏死引起癌性发热。

（5）气促:由于肿瘤压迫、阻塞气道,可出现胸闷气促,呼吸困难;晚期肺癌在肺内广泛播散,有大量胸腔、心包积液时也会出现严重气促。

（6）肺外症状:肺癌被称为非内分泌性的内分泌肿瘤,有异位内分泌作用,可产生肺外症状。主要有异位激素和类似物质如促肾上腺皮质激素、黑色素细胞刺激素、血管升压素、促性腺激素、促甲状腺素、催乳素等,均可引起相应的临床表现。常见有四肢关节疼痛或肥大、杵状指、多发性神经炎、重症肌无力、库欣病、男性乳房增生肥大、高钙血症或低钙血症、精神异常等。

（7）此外,随着病情进展,肿瘤消耗,肺癌患者可出现消瘦、食欲缺乏、乏力等全身症状。远处器官转移造成肝、骨骼、脑转移、皮下转移结节等症状和体征。

五、辅助检查

（一）实验室检查

1.实验室一般检测

患者在治疗前,需要行实验室常规检测,以了解患者的一般状况以及是否适于采取相应的治疗措施。①血常规检测;②肝肾功能等检测及其他必要的生化检查;③如需进行有创检查或手术治疗的患者,还需进行必要的凝血功能检测。

2.血清学肿瘤标志物检测

目前美国临床生化委员会和欧洲肿瘤标志物专家组推荐常用的原发性肺癌标志物有癌胚抗原（carcino embryonic antigen,CEA）、神经元特异性烯醇化酶（neuron specific enolase,NSE）、细胞角质蛋白片段 19（CYFRA21-1）、胃泌素释放肽前体（pro-gastrin-releasing peptide,ProGRP）以及鳞状细胞癌（squamous cell carcinoma,SCC）相关抗原等。以上肿瘤标志物联合使用可提高其在临床应用中的敏感度和特异度。

（1）辅助诊断:临床诊断时可根据需要检测肺癌相关的肿瘤标志物,行辅助诊断和鉴别诊断,并了解肺癌可能的病理类型。①SCLC:NSE 和 ProGRP 是诊断 SCLC 的理想指标;②NSCLC:在患者的血清中,CEA、SCC 和 CYFRA21-1 水平的升高有助于 NSLCL 的诊断。一般认为 SCC 和 CYFRA21-1 对肺鳞癌有较高的特异性。若将 NSE、CYFRA21-1、ProGRP、CEA 和 SCC 等指标联合检测,可提高鉴别 SCLC 和 NSCLC 的准确率。

(2)疗效监测:治疗前(包括手术前、化疗前、放疗前和分子靶向治疗前)需要进行首次检测,选择对患者敏感的 2～3 种肿瘤标志物作为治疗后疗效观察的指标。患者在接受首次治疗后,根据肿瘤标志物半衰期的不同可再次检测。SCLC 患者在接受化疗后 NSE 和 ProGRP 较之前升高,提示可能预后不良,或生存期较短;而治疗后明显下降则提示预后可能较好。仅有血清标志物升高而没有影像学进展的依据时,不要改变肺癌原有的治疗策略。

(3)随访观察:建议患者在治疗开始后 1～3 年,应每 3 个月检测 1 次肿瘤标志物;3～5 年每半年 1 次;5 年以后每年 1 次。随访中若发现肿瘤标志物明显升高(超过 25%),应在 1 个月内复测 1 次,如果仍然升高,则提示可能复发或存在转移。NSE 和 ProGRP 对 SCLC 的复发有较好的预测价值,超过 50% 的患者复发时 NSE 和 ProGRP 水平升高(定义:连续 2 次 NSE 和 ProGRP 升高水平较前次测定增加＞10%,或 1 次测定较之前增加＞50%);对于 NSCLC 患者,术后 CEA 水平仍升高提示预后不良,应密切随访。

(4)注意事项:①肿瘤标志物检测结果与所使用的检测方法密切相关,不同检测方法得到的结果不宜直接比较。在治疗观察过程中,如果检测方法变动,必须使用原检测方法同时平行测定,以免产生错误的医疗解释。②各实验室应研究所使用的检测方法,建立适当的参考区间。

(二)影像学检查

1.X 线检查

胸片是肺癌治疗前后基本的影像学检查方法,通常包括胸正、侧位片。当对胸片基本影像有疑问,或需要了解胸片显示影像的细节,或寻找其他对影像诊断有帮助的信息时,应有针对性地选择进一步的影像检查方法。

2.计算机断层成像(computed tomography,CT)检查

胸部 CT 能够显示许多在胸部 X 线片上难以发现的影像信息,可以有效地检出早期周围型肺癌,进一步验证病变所在的部位和累及范围,也可鉴别其良、恶性,是目前肺癌诊断、分期、疗效评价及治疗后随诊中最重要和最常用的影像手段。

对于肺癌初诊患者胸部 CT 扫描范围应包括双侧肾上腺。对于难以定性诊

断的胸部病变,可采用 CT 引导下经皮肺穿刺活检来获取细胞学或组织学诊断。对于高危人群的肺癌筛查,推荐采用胸部低剂量 CT 扫描。

CT 和薄层重建是肺结节最主要的检查和诊断方法。对于肺内≤2 cm 的孤立性结节,应常规进行薄层重建和多平面重建;对于初诊不能明确诊断的结节,应视结节大小、密度不同,给予 CT 随诊间隔;随诊中关注结节大小、密度变化,尤其是部分实性结节中的实性成分增多和非实性结节中出现实性成分。

3.磁共振成像(magnetic resonance imaging,MRI)检查

MRI 检查在胸部可选择性地用于以下情况:判定胸壁或纵隔是否受侵;显示肺上沟瘤与臂丛神经及血管的关系;区分肺门肿块与肺不张、阻塞性肺炎的界限;对禁忌注射碘造影剂的患者来说是观察纵隔、肺门大血管受侵情况及淋巴结肿大的首选检查方法;对鉴别放疗后纤维化与肿瘤复发亦有一定价值。

MRI 特别适用于判定脑、脊髓有无转移,脑增强 MRI 应作为肺癌术前常规分期检查。MRI 对骨髓腔转移敏感度和特异度均很高,可根据临床需求选用。

4.超声检查

超声检查主要用于发现腹部实性重要器官以及腹腔、腹膜后淋巴结有无转移,也用于双侧锁骨上窝淋巴结的检查;对于邻近胸壁的肺内病变或胸壁病变,可鉴别其囊、实性以及进行超声引导下穿刺活检;超声还常用于胸腔积液及心包积液抽取定位。

5.骨扫描检查

骨扫描检查是用于判断肺癌骨转移的常规检查。当骨扫描检查提示骨可疑转移时,对可疑部位进行 MRI、CT 或计算机体层显像等检查验证。

6.正电子发射显像(positron emission tomography,PET)/CT 检查

PET/CT 检查能反映肿瘤的代谢等生物学情况,评价肺癌分期的准确性明显优于 CT 和 MRI 等常规的影像学检查方法。

(三)病理诊断检查

1.痰细胞学检查

痰细胞学检查是肺癌普查和诊断的一种简便有效的方法。起床后用清水漱口,从肺深部咳出的新鲜痰液或经支气管镜冲洗吸出的支气管内分泌物均可作为检查标本。多次痰细胞学检查可提高阳性率。中央型肺癌痰细胞学检查的阳性率可达70%～90%,周围型肺癌痰细胞学检查的阳性率则仅为 50%左右,因此痰细胞学检查阴性者不能排除肺癌的可能性。

2.支气管镜检查

支气管镜检查是诊断肺癌的一个重要措施。通过支气管镜可直接窥察支气管内膜及管腔的病理变化情况。窥见癌肿或癌性浸润者,可采取组织供病理切片检查,或吸取支气管分泌物做细胞学检查,以明确诊断和判定组织学类型。

3.纵隔镜检查

纵隔镜检查主要用于判明中央型肺癌侵犯纵隔的范围。经胸骨切迹上缘短的横切口,沿中线纵向切开颈部带状肌及气管前筋膜,用手指在无名动脉与主动脉弓的后方钝法分离气管前筋膜,到达气管隆突区,然后放入纵隔镜窥察肿大的淋巴结。通过穿刺吸引或切取淋巴结供病理切片检查。纵隔淋巴结阳性,特别是对侧纵隔淋巴结已有转移或未分化肺癌是肺切除术的禁忌证。

4.经皮穿刺肺活组织检查

靠近胸壁的肿块或浸润性病变疑似周围型肺癌或弥漫型细支管肺泡癌,应用其他诊断方法未能明确病变性质,患者的身体状况又不适宜做剖胸探查术的病例,可采用经皮穿刺肺组织活检。一般在 CT 引导下进行,靠近胸膜者可以在彩超引导下进行。

5.转移病灶活组织检查

晚期肺癌病例已有锁骨上、颈部、腋下等处表浅淋巴结转移或出现皮下转移结节者,可切取转移病灶组织做病理切片检查或穿刺抽取组织作涂片检查,以明确诊断。

6.纵隔切开术

纵隔镜检查难于窥察位于主动脉弓水平下方左侧前纵隔的病变情况。少数中央型肺癌病例为了避免不必要的剖胸术产生的不良后果,可考虑施行对身体创伤较少的纵隔切开术。

7.剖胸探查术

肺部肿块经多种方法检查和短期试探性治疗仍未能明确病变的性质,肺癌的可能性又不能排除,如患者全身情况许可,应做剖胸探查术。

六、鉴别诊断

由于肺癌症状较为复杂,极易与其他病症混淆,因此确诊病症前认真做好诊断有着非常重要的意义,能避免延误病情。肺癌常需与其他疾病认真鉴别。常见疾病有以下几种。

(一)肺结核

(1)结核球应与周围型肺癌相鉴别。结核球多见于年轻患者,多无症状,发展缓慢,多位于上叶尖段、后段和下叶背段,病灶边界清楚,可有包膜,内部密度高,可不均匀,有时含有钙化点,周围有纤维结节灶或浸润性病灶。痰脱落细胞学检查或细菌学检查可资鉴别。

(2)肺门淋巴结核应与中央型肺癌和肺门淋巴结转移者相鉴别。结核多见于儿童、青年,多有发热等结核中毒症状,结核菌素试验常呈强阳性,抗结核治疗有效。

(3)粟粒性肺结核应与弥漫性细支气管肺泡癌相鉴别。后者多见于年龄较大的患者,无发热等全身中毒症状,但呼吸道症状明显;X线病灶:有分布不均匀、密度较高的结节,以中下肺较密集;痰脱落细胞检查为阳性。

(二)肺炎

1.支气管肺炎

肺癌引起的阻塞性肺炎易被误诊为支气管肺炎。支气管肺炎发病较急,先有寒战、高热等毒血症状,然后出现呼吸道症状,经抗感染治疗后症状减轻,病灶消失。癌性阻塞性肺炎炎症吸收较缓慢,或炎症吸收后出现块状阴影,且多有中央型肺癌表现,电子支气管检查、细胞学检查等有助于鉴别。

2.肺脓肿

肺癌中央坏死液化形成空洞时X线上表现易与肺脓肿混淆。肺脓肿起病急,在急性期有明显中毒症状,常有突发寒战、高热、咳嗽、咳大量脓臭痰,血常规提示白细胞、中性粒细胞计数升高,X线提示空洞壁较薄,内壁光滑,常有液平面,周围有炎症浸润,胸膜有炎性变。

(三)肺部其他肿瘤

1.肺部良性肿瘤

肺部良性肿瘤主要有错构瘤,其次有纤维瘤、血管瘤、软骨瘤、畸胎瘤等,多发生在40岁以下,多无明显症状,肿瘤生长缓慢,病程较长。

2.支气管腺瘤

支气管腺瘤为一种低度恶性肿瘤,发病年龄轻,女性多见,临床表现同肺癌相似,有刺激性咳嗽、反复咯血,X线表现可有阻塞性肺炎或肺不张,CT可见管腔内软组织影,支气管镜可发现表面光滑的肿瘤。

(四)纵隔肿瘤

纵隔肿瘤有淋巴瘤、胸腺良恶性肿瘤、畸胎瘤、胸骨后甲状腺肿及一些软组织肿瘤等,均应与肺门附近的肺癌相鉴别。

（五）结核性渗出性胸膜炎

结核性渗出性胸膜炎应与恶性胸腔积液相鉴别。胸腔积液中的细胞学检查和肿瘤标志物检测有助于鉴别胸腔积液的良恶性。

（六）肺结节病

肺结节病一般是全身疾病的肺部表现，身体其他处有皮肤、关节周围出现结节状突起和红斑，多处浅表淋巴结肿大，累及肝胆、骨、眼睛时有相应表现。发病年龄轻，病期长，无肺癌症状，反复发作并有自愈可能。

七、治疗

（一）SCLC 的治疗原则

1. Ⅰ期 SCLC 患者

手术＋辅助化疗（依托泊苷＋顺铂或表柔比星＋顺铂，4～6个周期）。术后推荐行预防性脑照射。

2. Ⅱ～Ⅲ期 SCLC 患者

放化疗联合，配合中医药治疗。①可选择序贯或同步放化疗。②序贯治疗推荐2个周期诱导化疗后同步放化疗。③达到疾病控制者，推荐行预防性脑照射。

3. Ⅳ期 SCLC 患者

化疗联合中医药为主的综合治疗。一线推荐依托泊苷＋顺铂（EP）方案或表柔比星＋顺铂。3个月内疾病复发进展的患者推荐进入临床试验。3～6个月复发者推荐拓扑替康、依立替康、吉西他滨或紫杉醇治疗。6个月后疾病进展可选择初始治疗方案。经化疗有效的患者建议行预防性脑照射。

（二）NSCLC 的治疗原则

1. Ⅰ期 NSCLC 患者的综合治疗

（1）首选外科手术治疗，包括肺叶切除加系统性肺门和纵隔淋巴结清除术，可采用外科电视辅助胸腔镜或开胸等术式。

（2）对于高龄或低肺功能的部分 $Ⅰ_A$ 期 NSCLC 患者，可以考虑行解剖性肺段或楔形切除术加系统性肺门、纵隔淋巴结清除或采样术。

（3）完全切除的 $Ⅰ_A$、$Ⅰ_B$ 期 NSCLC 患者不推荐常规应用术后辅助化疗、放疗及靶向药物治疗等。但具有高危险因素（高危险因素包括分化差、神经内分泌、除外分化好的神经内分泌癌、脉管受侵、楔形切除、肿瘤直径＞4 cm、脏层胸膜受累和淋巴结清扫不充分等)的 I_B 期患者可以选择性地考虑进行辅助化疗。

(4)切缘阳性的 I 期肺癌推荐再次手术,任何原因无法再次手术的患者,推荐术后化疗联合放疗。

(5)对于有严重的内科合并症、高龄、拒绝手术的患者可采用大分割根治性放疗。

2.Ⅱ 期 NSCLC 患者的综合治疗

(1)首选外科手术治疗,解剖性肺切除加系统性肺门和纵隔淋巴结清除或采样术。

(2)对高龄或低肺功能的患者可以考虑行解剖性肺段或楔形切除术加系统性肺门和纵隔淋巴结清除或采样术。

(3)完全性切除的 Ⅱ 期 NSCLC 患者推荐术后辅助化疗。

(4)当肿瘤侵犯壁层胸膜或胸壁时应当行整块胸壁切除。切除范围至少距病灶最近的肋骨上、下缘各 2 cm,受侵肋骨切除长度至少应当距肿瘤 5 cm。

(5)切缘阳性的 Ⅱ 期肺癌推荐再次手术,任何原因无法再次手术的患者,推荐术后化疗联合放疗。

3.Ⅲ 期 NSCLC 患者的综合治疗

局部晚期 NSCLC 是指 TNM 分期为 Ⅲ 期的患者。多学科综合治疗是Ⅲ期 NSCLC 的最佳选择。局部晚期 NSCLC 的治疗分为可切除和不可切除两大类。

(1)可切除的局部晚期 NSCLC:①T_3N_1 期 NSCLC 患者,首选手术治疗,术后行辅助化疗。②N_2 期 NSCLC 患者,影像学检查发现单组纵隔淋巴结肿大并且直径 <3 cm,或两组纵隔淋巴结肿大但没有融合,并且估计能完全切除的病例,应接受以外科手术治疗为主的综合治疗;有条件的医院推荐行术前纵隔镜、超声引导下经支气管壁针吸活检技术或超声内镜引导下细针穿刺活检术检查,明确 N_2 分期后行术前新辅助化疗,然后行手术治疗。对于纵隔淋巴结融合、固定的患者,应行化疗、放疗或同步放化疗;治疗后 N_2 降期特别是降至 N_0 且经重新分期评估排除远处转移者,结合患者的机体状况,推荐手术治疗。③一些 $T_4N_{0\sim1}$ 期的 NSCLC 患者,相同肺叶内存在卫星结节的患者,首选治疗为手术切除,也可选择术前新辅助化疗,术后进行辅助化疗。其他可切除的 $T_4N_{0\sim1}$ 期 NSCLC 患者可酌情首选新辅助化疗,也可选择手术切除。如为完全性切除,考虑术后辅助化疗。如切缘阳性,术后行放疗和辅助化疗。④肺上沟瘤的治疗,部分可手术患者,建议可考虑先行术前新辅助同步放化疗,经再评估有手术指征的患者给予手术治疗和术后辅助化疗;对于不能手术的肺上沟瘤,则行根治性放疗

联合化疗。

（2）不可切除的局部晚期 NSCLC 患者：①影像学检查提示纵隔融合状肿大淋巴结，纵隔镜、超声引导下经支气管壁针吸活检技术或超声内镜引导下细针穿刺活检术检查证实为阳性的 NSCLC。②$T_4N_{2\sim3}$ 的患者。③不可切除的局部晚期 NSCLC 首选治疗为同步放化疗。

4.Ⅳ期 NSCLC 患者的治疗

Ⅳ期 NSCLC 患者在开始治疗前，应先获取肿瘤组织进行 EGFR 和 ALK 基因的检测，根据 EGFR 和 ALK 基因状况决定相应的治疗策略。Ⅳ期 NSCLC 以全身治疗为主要手段，治疗目的是提高患者生活质量、延长生存期。

（1）孤立性转移的Ⅳ期 NSCLC 患者的手术治疗：①孤立性脑转移而肺部病变又可切除的 NSCLC 患者，脑部病变可手术切除或采用立体定向放疗，胸部原发病变则按分期治疗原则进行。②孤立性肾上腺转移而肺部病变又可切除的 NSCLC 患者，肾上腺病变可考虑手术切除，胸部原发病变则按分期治疗原则进行。③对侧肺或同侧肺其他肺叶的孤立结节，可分别按 2 个原发瘤各自的分期进行治疗。

（2）Ⅳ期 NSCLC 患者的全身治疗：①EGFR 基因敏感突变的Ⅳ期 NSCLC 患者推荐表皮生长因子受体酪氨酸激酶抑制剂一线治疗，ALK 融合基因阳性患者推荐克唑替尼一线治疗。②EGFR 基因野生型和 ALK 融合基因阴性或突变状况未知的Ⅳ期 NSCLC 患者，如果生活质量状况评价评分为 0～1 分，应当尽早开始含铂两药的全身化疗。对不适合铂类药物治疗的患者，可考虑非铂类两药联合方案化疗。对于合适的患者，可以考虑联合血管生成抑制剂治疗。③生活质量状况评价评分为 2 分的晚期 NSCLC 患者应给予单药化疗，但对生活质量状况评价评分＞2 分的患者不建议使用细胞毒类药物化疗。④目前的证据不支持将年龄因素作为选择化疗方案的依据。⑤二线治疗可选择的药物包括多西紫杉醇、培美曲塞和表皮生长因子受体酪氨酸激酶抑制剂。EGFR 基因敏感突变的患者，如果一线和维持治疗时没有应用表皮生长因子受体酪氨酸激酶抑制剂，二线治疗时应优先应用表皮生长因子受体酪氨酸激酶抑制剂；对于 EGFR 基因敏感突变阴性的患者，应优先考虑化疗。三线药物治疗可选择表皮生长因子受体酪氨酸激酶抑制剂或参加临床试验。⑥生活质量状况评价评分＞2 分的Ⅳ期 NSCLC 患者，一般不能从化疗中获益，建议采用最佳支持治疗。在全身治疗基础上针对具体的局部情况，可以选择恰当的局部治疗方法以求改善症状、提高生活质量。

第二节 纵 隔 肿 瘤

一、概述

纵隔不是器官,而是一个解剖的区域。纵隔里的组织器官多,因而可发生多种多样的肿瘤,纵隔肿瘤是临床胸部常见疾病,包括原发性肿瘤和转移性肿瘤。原发性纵隔肿瘤包括位于纵隔内各种组织结构所产生的肿瘤和囊肿,但不包括从食管、气管、支气管和心脏所产生的良、恶性肿瘤。转移性肿瘤较常见,多数为淋巴结的转移,纵隔淋巴结转移病变多见于原发性肺部恶性肿瘤,如支气管癌;肺部以外者则以原发于食管、乳房和腹部的恶性肿瘤最为常见。本节主要讲述原发性肿瘤。原发性肿瘤可发生于纵隔任何器官和结构,如源于胸腺、神经源性、淋巴、生殖细胞及间叶组织。最常见于 30～50 岁年龄组。原发纵隔肿瘤可存在多年而无症状,如病变巨大、恶变、感染或溃破即可出现症状。纵隔肿瘤以良性为主,恶性占 10.1％～25％,无症状者90％～95％为良性,有症状者 47％～50％为恶性。恶性以胸腺肿瘤为主,其次为畸胎瘤和恶性神经源性肿瘤。

二、发病机制

纵隔肿瘤发病患者数增多,日益受到重视。但认为纵隔肿瘤的病因至今尚未完全清楚,流行病学资料显示可能与下列因素有关:①遗传因素;②环境因素;③化学物品接触。

三、病理

纵隔部位器官多,发生肿瘤类型多。常见的纵隔肿瘤各有其好发部位,如胸腺肿瘤及胸腺囊肿多位于前上纵隔,生殖细胞肿瘤多位于前纵隔,淋巴瘤位于中纵隔,神经源性肿瘤多位于后纵隔等。

四、诊断与鉴别诊断

(一)临床表现

多数良性纵隔肿瘤临床上常无症状,多于体检时发现。恶性纵隔肿瘤常见的症状如下。

(1)胸闷、胸痛是各种纵隔肿瘤最常见的症状,如果疼痛剧烈,患者难以忍受时多为恶性肿瘤。

（2）呼吸道压迫症状：当肿瘤压迫或侵犯肺、支气管时，常引起咳嗽、气短，严重时发生呼吸困难。肿瘤溃破会产生肺不张和肺感染。

（3）神经系统症状：交感神经受压表现为眼睑下垂、瞳孔缩小、眼球内陷等；喉返神经受压表现为声音嘶哑；累及膈神经引起呃逆、膈肌麻痹。

（4）心血管症状：心慌、心律不齐、面部和/或颈部水肿。

（5）吞咽困难：是肿瘤压迫或侵犯食管引起的。

（二）诊断要点

除上述的临床症状外，以下的辅助检查有助于明确诊断。

1.实验室检查

（1）一般检测：①血常规；②肝肾功能等检测及其他必要的生化检查；③如需进行有创检查或手术治疗的患者，还需进行必要的凝血功能检测。

（2）肿瘤标志物：纵隔肿瘤类型多，肿瘤标志物一般不具有特异性，但可作为临床诊断和治疗的参考指标。常用的有 CEA、SCC、NSE 等。

2.影像学检查

（1）X 线检查：常规胸部正侧位 X 线及透视检查，可作出初步诊断。进一步检查方法有支气管造影、断层造影、血管造影及纵隔充气造影等。

（2）内镜检查。

（3）放射性同位素检查。

（4）CT 检查。

（5）纵隔磁共振检查。

3.病理及细胞学检查

纵隔肿瘤病理诊断的标本主要来自：①细针穿刺活检组织；②剖胸探查或胸骨纵劈切开，切除肿块或活体组织病理检查，一旦确定诊断，及时手术治疗；③痰细胞学或胸腔积液细胞学。

（三）鉴别诊断

1.胸腺瘤和胸内甲状腺瘤

上纵隔肿瘤最常见的是胸腺瘤和胸内甲状腺瘤。

（1）胸腺瘤多位于前上纵隔或前中纵隔，占原发性纵隔肿瘤的 $1/4\sim1/5$，男女发病相等，30％为恶性，30％为良性，40％为潜在或低度恶性。良性者常无症状，偶在 X 线检查时发现，若肿瘤体积较小，密度较大，紧贴于胸骨后，X 线检查颇难发现。胸腺瘤多邻接升主动脉,故可有明显的传导性搏动,按组织学特点可分为淋巴细胞型、上皮网状细胞型、上皮细胞和淋巴细胞混合型等。常见的上皮细胞和淋巴细胞占优势的良性胸腺瘤,若手术切除不彻底,有复发和浸润转移的可能。胸腺瘤被认为是低度恶性肿瘤,术后应给予放疗,恶性胸腺瘤易侵犯周围组织,可发生程度不等的胸骨后疼痛和气急,晚期患者可产生血管、神经受压的症状,如上腔静脉阻塞综合征、膈肌麻痹、声音嘶哑等。10%～75%胸腺瘤患者可有重症肌无力的症状,但重症肌无力患者仅有15%～20%有胸腺的病变,切除肿瘤后约2/3患者的重症肌无力症状得到改善,少数患者可发生再生障碍性贫血、皮质醇增多症、红斑狼疮、γ球蛋白缺乏症和特发性肉芽肿性肌炎。X线检查,在前上纵隔见到圆形或椭圆形块影,良性者轮廓清楚光滑,包膜完整,并常有囊性变;恶性者轮廓粗糙不规则,可伴有胸膜反应,胸腺瘤手术切除效果良好。

(2)胸内甲状腺肿包括先天性迷走甲状腺肿和后天性胸骨后甲状腺肿。前者少见,为胚胎期残留在纵隔内的甲状腺组织,发育成甲状腺瘤,完全位于胸内,无一定位置。后者为颈部甲状腺沿胸骨后伸入前上纵隔,多数位于气管旁前方,少数在气管后方。胸内甲状腺肿大多数为良性,个别病例可为腺癌。肿块牵引或压迫气管,可有刺激性咳嗽、气急等,这些症状可能在仰卧或头颈转向侧位时加重。胸肌或脊柱受压可出现胸闷、背痛,偶可出现甲状腺功能亢进症状,出现剧烈咳嗽、咯血、声音嘶哑时,应考虑到恶性甲状腺肿的可能。约有半数患者可在颈部摸到结节样甲状腺肿,X线检查可见到前上纵隔块影,呈椭圆形或梭形,轮廓清晰,多数偏向纵隔一侧,也向两侧膨出,在平片上如见到钙化的肿瘤,具有诊断的价值,多数病例有气管受压移位和肿瘤阴影随吞咽向上移动的征象。

2.前纵隔肿瘤

生长在前纵隔的肿瘤以畸胎样瘤较为常见,可发生于任何年龄,但半数病例症状出现在20～40岁,组织学上均是胚胎发生的异常或畸形,畸胎样瘤可分成2型。

(1)皮样囊肿:含液体的囊肿,囊内有起源于外胚层的皮肤、毛发、牙齿等,常为单房,也有双房或多房,囊壁为纤维组织构成,内壁被覆多层鳞状上皮。

(2)畸胎瘤:一种实质性混合瘤,由外、中、内三胚层组织构成,内有软骨、平滑肌、支气管、胸黏膜、神经血管等成分。畸胎瘤恶变倾向较皮样囊肿大,常可变为表性样癌或腺癌。文献报道386例畸胎瘤,其中14.2%呈恶变。畸胎瘤体积小者,常无症状,多在X线检查中发现。若瘤体增大压迫邻近器官,则可产生相应器官的压迫症状,如上腔静脉受压可发生上腔静脉阻塞综合征;喉返神经受压则发生声音嘶哑;压迫气管可发生气急,患者仰卧时气急加剧,囊肿向支气管溃破,可咳出含毛发、皮脂的胶性液,胶性液吸入肺内,可发生间质性肺炎和类脂性肉芽肿,囊肿有继发感染时,可出现发热和周身毒性症状,囊肿若在短期内迅速增大,应想到恶变,继发感染或瘤体出血的可能,化脓性囊肿破入胸腔或心包时,可发生脓胸或心包积液。

X线检查囊肿位于前纵隔,心脏主动脉弓交接处,少数位置较高,接近前上纵隔,也可位于前下纵隔,多向一侧纵隔凸出,少数可向两侧膨出,巨大者可凸入后纵隔,甚至占满一侧胸腔,多呈圆形或椭圆形,边缘清楚,囊壁钙化较常见,有时可见特征性的牙齿和碎骨阴影。

3.中纵隔肿瘤

中纵隔肿瘤绝大多数是淋巴系统肿瘤,常见的有霍奇金淋巴瘤、网状细胞肉瘤、淋巴肉瘤等,多以中纵隔淋巴结肿大为特征,但也可侵入肺组织形成浸润性病变,本病病程短,症状进展快,常伴有周身淋巴结肿大、不规则发热、肝脾大、贫血等,X线检查示肿大淋巴结位于气管两旁及两侧肺门,明显肿大的淋巴结可融合成块,密度均匀,可有大分叶,但无钙化,支气管常受压变窄。

4.后纵隔肿瘤

后纵隔肿瘤几乎皆是神经源性肿瘤,可原发于脊髓神经、肋间神经、交感神经节和迷走神经,可为良性和恶性,良性者有神经鞘瘤、神经纤维瘤和神经节瘤;恶性者有恶性神经鞘瘤和神经纤维肉瘤。电镜检查发现神经鞘瘤与神经纤维肉瘤的超微结构类似,但胶原含量有所不同。绝大多数神经源性肿瘤位于后纵隔脊柱旁沟内,多数有被膜,X线征象为光滑、圆形的孤立性肿块。巨大的肿块迫使肋间隙增宽或椎间孔增大,有时肿瘤呈哑铃伸进椎间孔,侵入脊椎管,引起脊髓压迫症状。神经纤维瘤多见于青壮年,通常无症状,肿瘤较大可产生压迫症状,如肩胛间或后背部疼痛、气急等。

5.支气管囊肿

支气管囊肿可发生在纵隔的任何部位,多半位于气管、支气管旁或支气管隆变附近。支气管囊肿多属先天性肺胚芽发育异常,部分支气管树停止发育,并与邻近正常气道组织分离,多见于10岁以下儿童。通常无症状,若与支气管或胸膜相通,则形成瘘管,继发感染时则有咳嗽、咯血、脓痰,甚至发生脓胸。X线检查在中纵隔的上中部,气管或大支气管附近,呈现圆形或椭圆形,密度均匀,边界清晰的块状阴影,呈分叶或钙叶,若囊肿与支气管相通,可见到液平面。

(四)分期

1.恶性胸腺上皮肿瘤的 TNM 分期

T:原发肿瘤。

T_x:原发肿瘤无法评估。

T_0:未见原发肿瘤。

T_1:肿瘤包膜完整。

T_2:肿瘤侵犯包膜外组织。

T_3:肿瘤侵犯临近结构,如心包、纵隔胸膜、胸壁、大血管和肺。

T_4:肿瘤播散于胸膜或心包。

N:区域淋巴结转移。

N_x:区域淋巴结无法评估。

N_0:区域淋巴结无转移。

N_1:前纵隔淋巴结转移。

N_2:其他胸内淋巴结(不包括前纵隔淋巴结)转移。

N_3:斜角肌和/或锁骨上淋巴结转移。

M:远处转移。

M_x:远处转移无法评估。

M_0:无远处转移。

M_1:有远处转移。

注:T_1包膜完整,镜下可有少量包膜浸润,但未超出包膜以外。

2.临床分期

Ⅰ期:$T_1 N_0 M_0$。

Ⅱ期:$T_2 N_0 M_0$。

Ⅲ期:T 任何 $N_1 M_0$,$T_3 N_0 M_0$。

Ⅳ期:$T_4 N$ 任何 M_0,T 任何 $N_{2\sim3} M_0$,T 任何 N 任何 M_1。

五、治疗

原发性纵隔肿瘤首选治疗方法为手术。由于纵隔肿瘤种类繁多,因此需要根据其各自不同的特点有所区别对待。术后根据肿瘤病理类型、分期、切缘等情况,予以放化疗。

(一)胸腺瘤

胸腺瘤一经诊断即应外科手术切除,无论良性或恶性胸腺瘤都应尽早切除。

对于包膜完整的Ⅰ期胸腺瘤,术后可不放疗。Ⅱ期以及包膜完整或姑息切除的Ⅲ期胸腺瘤,术后还应给予根治性放疗。对于手术无法切除的,应行局部放疗加化疗等综合治疗。Ⅳ期患者原则上予以放化疗,对于累及重要器官的行姑息性切除以减轻肿瘤负荷和解决急症。原发性胸腺癌恶性程度高,侵袭性强,手术切除率低,术后易复发或转移,术前放疗可提高手术切除率。对于无法手术或术后、放疗后留有残余和复发的进展性晚期胸腺瘤患者,以及手术切除或放疗后有复发危险的患者,应给予全身化疗,常用的方案有以下几种。

1.BAPP 方案

博来霉素 12 mg/m² 静脉滴注,第 1 天。多柔比星 50 mg/m² 静脉滴注,第 1 天。顺铂 50 mg/m² 静脉滴注,第 1 天。泼尼松 40 mg/m² 口服,第 1 天～第 5 天。每 3 周重复。

2.VIP 方案

依托泊苷 75 mg/m² 静脉滴注,第 1 天～第 4 天。异环磷酰胺(IFO)1.2 g/m² 静脉滴注,第 1 天～第 4 天。顺铂 20 mg/m² 静脉滴注,第 1 天～第 4 天。每 3 周重复。

3.EP 方案

依托泊苷 120 mg/m² 静脉滴注,第 1 天～第 3 天。顺铂 50 mg/m² 静脉滴注,第 1 天。每 3 周重复。

4.PAC 方案

顺铂 60 mg/m² 静脉滴注,第 1 天。多柔比星 50 mg/m² 静脉滴注,第 1 天。环磷酰胺 500 mg/m² 静脉滴注,第 1 天。每 3 周重复。

(二)神经源性肿瘤

神经源性肿瘤为最常见的原发性后纵隔肿瘤,病理上良性占多数,包括神经鞘瘤、神经纤维瘤和节细胞神经瘤,恶性的有恶性神经鞘瘤(神经性肉瘤)、节神经母细胞瘤和交感神经母细胞瘤。较少见的有从副神经节发生的良、恶性嗜铬细胞瘤,能分泌肾上腺素,临床上呈波动较大的高血压。治疗以手术为主。多数对化疗不敏感的部分晚期神经母细胞瘤也可行姑息性化疗,方案有 EP(依托泊苷＋顺铂),COAP(环磷酰胺＋长春新碱＋多柔比星＋顺铂)等。

(三)纵隔生殖细胞肿瘤

纵隔生殖细胞肿瘤根据组织类型、肿瘤起源、年龄及临床分期等有不同,需采取个体化的综合治疗方案。近年来随着有效化疗药物的不断发展,外科手术治疗水平提高,尤其在选择手术时机与提高手术切除率等方面取得了长足的进步。另外,放疗也是某些生殖细胞肿瘤类型的重要治疗手段。

良性畸胎瘤首选手术治疗,对于界限不清,肿瘤与周围组织粘连明显者,不必强求完整切除,复发概率小。对部分切除患者,应术后予以放疗提高局部控制率。纵隔精原细胞瘤对放化疗敏感,对于无远处转移及明显外侵患者,首先放疗;已有周围器官侵犯或远处转移且瘤体巨大的患者,含顺铂的联合化疗已经成为首选治疗方案。放疗联合 PEB(博来霉素＋依托泊苷＋顺铂)方案化疗可达到 $70\%\sim90\%$ 的完全缓解率。

纵隔非精原细胞瘤恶性程度高,易转移,对放化疗不敏感,预后差。

(四)纵隔淋巴瘤

纵隔淋巴瘤常见于霍奇金淋巴瘤,手术不是治疗霍奇金淋巴瘤的必要手段,而且完整切除也是不可能的,主要任务是提供足够诊断的组织标本以帮助病理分期,通过影像学检查,对已经明确病变范围的肿块采取适宜的手术方法,获取足够材料以更好地明确诊断。放疗和化疗仍是治疗淋巴瘤的最主要方法。

(五)胸内甲状腺肿瘤

胸内甲状腺肿瘤一般多采用手术切除,如肿瘤位置靠上且肿块体积不大,可行颈部切口切除,如肿块下降进入胸腔,可行胸部前外侧切口切除,如肿块较大且位置较深以后外侧切口进胸较好或行正中切口显露更佳。手术时应特别注意防止喉返神经损伤,此点必须引起高度重视。

第五章 腹部肿瘤

第一节 胃 癌

胃癌是我国最常见的恶性肿瘤之一,近年来总发病率呈下降趋势,但病死率下降不明显。2010年《卫生统计年鉴》显示,2005年胃癌病死率占我国恶性肿瘤病死率的第3位。及早正确的诊断治疗与预后直接相关,目前主张采取以手术为主,并结合放化疗的综合性治疗手段。

一、病因与易患因素

胃癌的发生是多因素长期作用的结果。我国胃癌发病率存在明显地区差异,环境因素在胃癌的发生中居支配地位,而宿主因素则居从属地位。有研究显示,幽门螺杆菌感染、饮食、吸烟及宿主的遗传易感性是影响胃癌发生的重要因素。影响胃癌发病的危险因素有以下几个方面。

(一)流行病因素

胃癌发病的高峰年龄为 $50\sim60$ 岁;男性患者多于女性,男女比例为 $(1.5\sim2.5):1$。

(二)胃部疾病

有部分胃溃疡患者会在胃溃疡的基础上发生癌变,发病年龄较轻,一般女性多于男性,多位于胃体部。国内资料显示,其癌变率在 $6\%\sim18\%$。当胃息肉特别是胃腺瘤性息肉,比较大(直径>2 cm)或者较多的时候,应作为癌前病变予以切除,否则有癌变的危险,一般癌变率在 11%。另外,像巨幼细胞贫血、恶性贫血、慢性萎缩性胃炎、胃部分切除术后,都是胃癌发病的危险因素。胃幽门螺杆菌感染和十二指肠溃疡也都与胃癌发病有关。

(三)生活习惯

与胃癌发生相关的生活习惯包括饮酒、吸烟、经常性食用经熏制手段制备的食品(易造成多环芳烃化合物累积)、经常性食用高盐饮食及盐渍食品(易造成高盐和亚硝基化合物过量)、营养缺乏(包括维生素 A、维生素 C、维生素 E、β-胡萝卜素、硒、纤维素缺乏)等。

(四)环境因素

人们在家庭或者工作场所,经常接触到一些粉尘或污染的、霉变的及其他有害化学物质,这些都有可能增加患胃癌的危险性。

(五)血型与胃癌

A 型或 A 亚型类血型的人,具有较高的胃癌发病危险性。可能是具有这类血型的人与胃癌某种发病基因有关系。

(六)胃癌家族史

胃癌患者的一级家属发病率升高 2～3 倍;家族中有胃癌患者的人群发病率亦有所升高。

二、病理分类与临床分期

(一)早期胃癌(日本)

1. Ⅰ型(息肉样型)

病变隆起呈小息肉状,基宽无蒂,常＞2 cm,约占早期胃癌的 15％。

2. Ⅱ型(浅表型)

Ⅱ型分为 3 个亚型,占 75％。

(1)ⅡA 型(隆起浅表型):病变高出黏膜面＜0.5 cm,面积小,表面平整。

(2)ⅡB 型(平坦浅表型):病变与黏膜等平,但表面粗糙呈细颗粒状。

(3)ⅡC 型(浅表凹陷型):ⅡC 型最常见,浅洼病变底面粗糙不平,可见聚合黏膜皱襞的中断或融合。

3. Ⅲ型(溃疡型)

Ⅲ型约占早期胃癌的 10％,黏膜溃烂比ⅡC 型者深,但不超过黏膜下层,周围聚合,皱襞有中断、融合或变形呈杵状。

（二）进展型胃癌的大体类型

1.隆起型

肿瘤的主体向肠腔内突出。

2.溃疡型

肿瘤深达或贯穿肌层合并溃疡。

3.浸润型

肿瘤向肠壁各层弥漫浸润，使局部肠壁增厚，但表面常无明显溃疡或隆起。

（三）组织学类型

1.世界卫生组织（Word Health Organization，WHO）分类

WHO分类是目前最为常用的胃癌组织学分型方法，包括乳头状腺癌、管状腺癌、黏液腺癌、印戒细胞癌、腺鳞癌、鳞癌、小细胞癌、未分化癌。其中管状腺癌还可进一步分成高分化、中分化、低分化腺癌。

2.Lauren分类

肠型、弥漫型、混合型。

三、临床表现

（一）早期胃癌

早期胃癌70%以上可无任何症状，部分患者可表现为上腹部不适或疼痛，进食后症状往往加重。随着病情的进展，疼痛加剧，发作频繁，伴有食欲下降，疲倦乏力，恶心呕吐，嗳气反酸，胃部灼热。

（二）进展期胃癌

1.上腹痛

上腹痛是最早出现的症状，常同时有食欲缺乏，食无味，体重减轻。腹痛可急可缓，开始可仅有上腹饱胀不适，餐后更甚，有隐痛不适，呈节律性溃疡样胃痛，最后疼痛持续而不能缓解。

2.易饱感和软弱无力

易饱感是指患者虽感觉饥饿，但稍一进食即感饱胀不适，是胃壁受累的表现，皮革状胃时这种症状尤为突出。

3.发生并发症或转移时可出现特殊的症状

咽下困难（贲门癌累及食管下端）；恶心、呕吐（胃窦癌引起幽门梗阻），黑粪或呕血，继之发生贫血（溃疡型胃癌）；咳嗽和呼吸困难（胸膜腔产生积液）；腹胀

满不适（腹水）；全身骨骼剧痛（骨转移）；剧烈而持续性上腹痛放射至背部（表示肿瘤已穿透入胰腺）。

4.主要体征

胃癌缺少特异性体征，早期胃癌无明显的体征，晚期胃癌存在远处转移病灶时有可能出现上腹部肿块、直肠前方触及肿物、锁骨上淋巴结肿大等体征。

5.转移体征

(1)肝大并可扪到坚实结节——提示肝脏转移。

(2)腹水，出现移动性浊音——提示腹膜转移。

(3)浅表淋巴结质硬而不能移动——提示远处淋巴结转移。

(4)盆腔转移时肛门指诊可在直肠膀胱间凹陷摸到一架板样肿块。

(5)在脐孔处也可扪到坚硬结节，阴道指检可扪到两侧卵巢肿大，常伴阴道出血——Krukenberg 瘤。

（三）伴癌综合征

伴癌综合征又称副癌综合征，是肿瘤细胞作用于其他系统引起的胃外表现，包括内分泌、神经肌肉、结缔组织、血液系统和血管的异常改变，有时可在胃癌被诊断之前出现，可表现为：①反复发作性血栓性静脉炎；②黑棘皮病（皮肤皱褶处有色素沉着，尤其在两腋）；③皮肌炎；④膜性肾病；⑤微血管病性溶血性贫血等。

四、诊断要点

详细询问病史，病史可以提示胃癌的可能性；及时进行体格检查，当出现上腹压痛、饱满、紧张感或包块、锁骨上窝淋巴结肿大、肛查触及肿块时应做相应辅助检查，从常规到特殊、到影像，从生化到细胞学、到病理。

（一）X 线钡餐检查

X 线检查对胃癌的诊断依然有较大价值。应用气钡双重对比法、压迫法和低张造影技术，并采用高密度钡粉，能清楚地显示黏膜的精细结构，有利于发现微小的病变。

1.早期胃癌

早期胃癌表现为局限性浅洼的充盈缺损（Ⅰ、$Ⅱ_A$），基底广，表面呈颗粒状；或呈现一龛影（$Ⅱ_C$、Ⅲ），边缘不规则呈锯齿状，向其集中的黏膜纹有中断、变形或融合现象；或黏膜有灶性积钡、胃小区模糊不清等征象。对怀疑早期胃癌者，应从不同角度多摄 X 线，进行仔细分析，不放过微小的改变。

2.进展期胃癌

进展期胃癌诊断率＞90％。凸入胃腔的肿块,表现为较大而不规则的充盈缺损。

(1)半月征:溃疡型癌主要发生在肿块之上,故其龛影位于胃轮廓之内,龛影直径常＞2.5 cm,边缘不整齐。

(2)环堤征:龛影周围因癌性浸润而边缘不整齐,并为一圆形较透明带所环绕,邻近黏膜僵直,蠕动消失,无皱襞聚合或见皱襞中断。

(3)浸润型癌:胃壁僵直失去蠕动。浸润广泛,仅累及胃窦时,则胃窦狭窄、固定、呈漏斗状或有肩胛征;如累及全胃,则呈固定、腔小无蠕动的皮革状胃。

(4)与胃淋巴瘤相鉴别:胃淋巴瘤的特点是病变常广泛累及胃及十二指肠,X线示粗大皱襞伴多发性息肉样充盈缺损和多发性浅龛影。

(二)胃镜诊断

胃镜检查＋黏膜活检＝最可靠的诊断手段,其确诊率＞95％。多点取活检标本,或采 7 块以上。

胃镜检查是早期胃癌最佳诊断的方法。镜下早期胃癌可呈现一片变色的黏膜,或局部黏膜呈颗粒状粗糙不平,或呈现轻度隆起或凹陷;或有僵直感,不柔软。对这些轻微的变化,均要作活检。

镜下癌的大小,小胃癌为 0.5～1 cm,微小胃癌＜0.5 cm。早期胃癌辨认不易时,内镜下喷 0.5％的亚甲蓝,病变处将着色,放大内镜能更仔细观察微细病变;进展型胃癌肉眼可拟诊(多数)。肿瘤表面凹凸不平、污秽,常见渗血及溃烂,或为不规则较大溃疡,其底部为秽苔所覆盖,可见渗血,溃疡边缘常呈结节状隆起,无聚合皱襞,病变处无蠕动。

(三)实验室检查

1.贫血

贫血常见,缺铁性贫血占 50％,因长期失血,或由于营养缺乏引起。恶性贫血则见于巨幼细胞贫血。

2.粪便隐血试验

粪便隐血试验显阳性,呈持续状态,有辅助诊断的意义,是筛检胃癌的首选方法之一。

3.胃癌标志物

胃癌标志物特异性不强。癌胚抗原(carcino embryonic antigen,CEA)对诊断意义不大,对预后有一定意义。CEA升高与慢性萎缩性胃炎的胃液中含量有重叠。其他肿瘤标志物(CA19-9、CA125)等,均有可能在部分胃癌病例中出现不同程度的升高,但均无筛查或诊断价值。

(四)组织病理学诊断

组织病理学诊断是胃癌的确诊和治疗依据。活检确诊为浸润性癌的患者进行规范化治疗提供依据。病理诊断标准如下。

1.低级别上皮内肿瘤

黏膜内腺体结构及细胞学形态呈轻度异型性,与周围正常腺体比较,腺体排列密集,腺管细胞出现假复层,无或有极少黏液,细胞核染色浓重,出现核分裂象。

2.高级别上皮内肿瘤

黏膜内腺体结构及细胞学形态呈重度异型性(腺上皮原位癌),与周围正常腺体比较,腺管密集,腺管细胞排列和极向显著紊乱,在低级别上皮内肿瘤的基础上进一步出现共壁甚至筛状结构,缺乏黏液分泌,核分裂象活跃,可见灶状坏死,但无间质浸润。

3.黏膜内癌

黏膜内癌即黏膜内浸润癌,不规则的腺上皮细胞团巢或孤立的腺上皮细胞浸润黏膜固有层间质,局限于黏膜肌层以内。

4.黏膜下癌

黏膜下癌即黏膜内浸润癌继续向深层浸润,浸透黏膜肌层达到黏膜下层,未侵及胃固有肌层。

5.早期胃癌

早期胃癌包括黏膜内浸润癌和黏膜下浸润癌,无论有无区域淋巴结转移证据都可诊断。

五、治疗原则

应当采取综合治疗的原则,即根据肿瘤病理学类型及临床分期,结合患者一般状况和器官功能状态,采取多学科综合治疗模式,有计划、合理地应用手术、化疗、放疗和生物靶向等治疗手段,达到根治或最大幅度地控制肿瘤,延长患者生存期,改善生活质量的目的。早期胃癌且无淋巴结转移证据,可根据肿瘤侵犯深度,考虑内镜下治疗或手术治疗,术后无须辅助放疗或化疗。局部进展期胃癌或伴有淋巴结转移的早期胃癌,应当采取以手术为主的综合治疗。根据肿瘤侵犯深度及是否伴有淋巴结转移,可考虑直接行根治性手术或术前先行新辅助化疗,再考虑根治性手术。成功实施根治性手术的局部进展期胃癌,需根据术后病理分期决定辅助治疗方案(辅助化疗,必要时考虑辅助放化疗)。复发/转移性胃癌应当采取以药物治疗为主的综合治疗手段,在恰当的时机给予姑息性手术、放疗、介入治疗、射频治疗等局部治疗,同时也应当积极给予止痛、支架置入、营养支持等最佳支持治疗。

(一)手术治疗

1.手术治疗原则

手术切除是胃癌的主要治疗手段,也是目前治愈胃癌的唯一方法。胃癌手术分为根治性手术与姑息性手术,应当力争根治性切除。胃癌根治性手术包括早期胃癌的内镜下黏膜切除术、D0 切除术和 D1 切除术等,部分进展期胃癌的切除术(D2)及扩大手术(D2+)。胃癌姑息性手术包括胃癌姑息性切除术、胃空肠吻合术、空肠营养管置入术等。

外科手术应当完整切除原发病灶,彻底清扫区域淋巴结。对呈局限性生长的胃癌,切缘距病灶应当至少 3 cm;对呈浸润性生长的胃癌,切缘距病灶应当超过 5 cm。邻近食管及十二指肠的胃癌,应当尽量完整切除病灶,必要时行术中冷冻病理检查,以保证切缘无癌残留。现仍沿用 D(dissection)表示淋巴结清除范围,如 D1 手术指清扫区域淋巴结至第 1 站,D2 手术指清扫区域淋巴结至第 2 站,如果达不到第 1 站淋巴结清扫的要求,则视为 D0 手术。

腹腔镜是近来发展较快的微创手术技术,在胃癌的应用目前应当选择 Ⅰ 期患者为宜。

2.根治性手术禁忌证

全身状况无法耐受手术;局部浸润广泛无法完整切除;已有远处转移的确切证据,包括远处淋巴结转移、腹膜广泛播散、肝脏 3 个以上转移灶等情况;存在心、肺、肝、肾等重要脏器功能明显缺陷,严重的低蛋白血症、贫血、营养不良等情况无法耐受手术者。

(二)放疗

胃癌放疗或放化疗的主要目的包括施行术前或术后辅助治疗、姑息治疗和改善生活质量。术后放化疗的适应证主要针对 $T_{3\sim4}$ 或 N^+(淋巴结阳性)的胃癌;术前放化疗的适应证主要针对不可手术切除的局部晚期或进展期胃癌;姑息性放疗的适应证为肿瘤局部区域复发和/或远处转移。

（1）胃癌根治术后，病理分期为 $T_{3\sim4}$ 或淋巴结阳性（$T_{3\sim4}N^+M_0$）者，如未行标准 D2 手术，且未行术前放化疗者，建议术后同步放化疗。

（2）局部晚期不可手术切除的胃癌（$T_4N_XM_0$），可以考虑术前同步放化疗，治疗后重新评估，争取行根治性手术。

（3）胃癌非根治性切除，有肿瘤残存的患者，建议行术后同步放化疗。

（4）局部区域复发的胃癌，建议行放疗或放化疗。

（5）病变范围相对局限、骨转移引起疼痛和脑转移等转移性胃癌，考虑肿瘤转移灶或原发病灶的姑息减症放疗。

（三）化疗

化疗分为姑息化疗、辅助化疗和新辅助化疗，应当严格掌握临床适应证，并在肿瘤内科医师的指导下施行。化疗应当充分考虑患者病期、体力状况、不良反应、生活质量及患者意愿，避免治疗过度或治疗不足。及时评估化疗疗效，密切监测及防治不良反应，并酌情调整药物和/或剂量。按照疗效评价标准或参照 WHO 实体瘤疗效评价标准评价疗效。

1. 术后化疗

对于 $T_{1\sim2}N_0M_0$ 期患者，一般不行术后辅助化疗。而对于 $T_2N_0M_0$ 期患者，若存在高危因素，则须行术后辅助化疗。胃癌高危因素包括：肿瘤分化程度差；淋巴管、血管、神经受侵；行非 D2 根治术；有淋巴结转移或行 $T_{3\sim4}$ 期根治术；患者＜50 岁。

2. 新辅助化疗

研究证实，围术期采用 ECF（表柔比星＋顺铂＋氟尿嘧啶）方案化疗能显著改善可切除胃癌和低位食管癌患者的无进展生存率和总生存率，并可缩小原发肿瘤，降低患者术后分期。

方案选择及评价：对于新辅助化疗，应遵循高效低毒原则选择联合化疗方案，须尽量避免使用单药。可考虑的方案包括 ECF 及其衍生方案，也可采用氟尿嘧啶类药物卡培他滨联合顺铂或奥沙利铂或紫杉类药物方案。一般化疗 2～3 个周期，治疗中应及时评价疗效，化疗时间最好不超过 6 周。

对于首次方案治疗后无效的患者，术前不可再行二线化疗。而对新辅助化疗有效的患者而言，应根据患者分期及其对治疗的反应选择合适的手术时机，若已达到治疗目的，宜尽早手术，一般化疗停止 3 周左右进行手术为佳。

新辅助治疗是否具有好的疗效是影响术后辅助化疗方案选择的重要因素之

一。术前新辅助化疗有效者,辅助化疗可继续按原方案进行,但还应考虑患者因消化道重建带来的病理生理变化及其对重复化疗的耐受性,在必要时须适当调整给药方案。对于新辅助化疗无效者,辅助化疗时则应更换药物或方案,也可联合放疗。

3.晚期或转移性胃癌的治疗

对于不能手术的晚期胃癌,目的为缓解肿瘤导致的临床症状,改善生活质量及延长生存期。适用于全身状况良好、主要脏器功能基本正常的无法切除、复发或姑息性切除术后的患者。

常用的化疗药物包括氟尿嘧啶、卡培他滨、替吉奥、顺铂、表柔比星、多西紫杉醇、紫杉醇、奥沙利铂、伊立替康等。对体力状态差、高龄患者,考虑采用口服氟尿嘧啶类药物或紫杉类药物的单药化疗。口服氟尿嘧啶衍生物的治疗以其方便、有效和低毒的优点而令人关注,已经用于晚期胃癌的治疗,如卡培他滨。

第二节　原发性肝癌

原发性肝癌是指发生在肝细胞或肝内胆管细胞的癌肿,其中肝细胞癌占我国原发性肝癌的大多数,胆管细胞癌不足 5%。目前我国原发性肝癌的发病率呈逐年上升趋势,已超过 50/10 万人,发病率有明显的地域性,亚洲男性的发病率明显高于北美及北欧。我国是肝癌的高发区,尤以东南沿海多见,男女比例约为 3：1,相对于低发区,其发病年龄较轻且病情进展较快。

一、病因与易患因素

原发性肝癌的病因尚不完全清楚,可能是多因素共同作用的结果。根据流行病学的调查,多认为与以下易患因素有关。

（一）病毒性肝炎

病毒性肝炎是原发性肝癌诸多致病因素中的最主要因素。其相关的发病机制包括乙肝病毒脱氧核糖核酸(HBV-DNA)的分子致癌机制及丙型肝炎病毒(hepatitis C virus,HCV)的分子致癌机制。

1.HBV-DNA 的分子致癌机制

其致癌机制比较复杂,虽然 HBV 本身并不携带癌基因,但 HBV-DNA 与宿主 DNA 整合后会引起肝细胞基因丧失稳定性,诱导 DNA 重排或缺失,同时肝癌细胞中有多种生长因子和生长因子受体及基因的异常表达、癌基因的激活及抗癌基因的失活,因此多认为 HBV 可能与生长调控基因相互作用而促进肝细胞的异常增殖,抑制肝细胞的正常凋亡,最终导致肝癌的发生发展。另外,HBV-DNA在引起肝细胞损伤的同时,还影响 DNA 的修复,使肝细胞的遗传稳定性下降,这些因素的共同作用使其对致癌因素的易感性增加。

2.HCV 的分子致癌机制

因 HCV 为单链 RNA 病毒,无反转录过程,RNA 核酸序列不可能整合入宿主染色体 DNA,故其致癌机制不同于 HBV。现普遍认为 HCV 可能通过其表达产物间接影响细胞的增殖分化而诱发肝细胞癌变。

(二)肝硬化与慢性肝损伤

在亚洲与非洲的肝癌患者中,60%~90%与肝硬化有关,且多为慢性乙型和慢性丙型肝炎发展而成的结节性肝硬化。抗病毒治疗有助于阻止肝炎向肝硬化发展,但一旦形成肝硬化,即使采取严密规范的抗病毒治疗也很难阻止肝癌的发生。另外,严重酒精性肝硬化也可并发肝癌,酒精中毒可能是乙肝病毒的促癌物。

(三)肥胖和糖尿病

肥胖是隐源性肝硬化并发肝癌的重要危险因素,其所致的脂肪肝与糖尿病患者的高胰岛素血症被认为在促进肝细胞的异常增殖、诱发癌变的过程中起着重要作用。当存在胰岛素抵抗和/或 2 型糖尿病时并发肝癌的危险性更高。

(四)环境、化学及物理因素

长期接触黄曲霉毒素是肝癌的主要危险因素之一,黄曲霉毒素在肝脏的代谢产物与肝细胞 DNA 分子上的鸟嘌呤碱基结合后,会干扰 DNA 的正常转录并形成黄曲霉毒素-DNA(aflatoxins-DNA,AF-DNA)加合物。AF-DNA 加合物与宿主细胞结合可能是肝细胞癌变的协同始动因子和促发因素。饮水污染可能也与肝癌的发生有关。

另外,某些化学物质、药物与长期接受辐射均有诱发肝癌的风险。

(五)遗传及其他因素

HFE 基因突变所致铁代谢异常而诱发的血色病、高酪氨酸血症、毛细血管扩张性运动失调等遗传性疾病都被认为与肝癌的发生有一定的关系。除铁代谢异常以外,低硒、锰、锌及高镍、砷等都可能与肝癌的发生相关。肝细胞癌的家族

聚集显现常见于慢性乙型肝炎患者。

二、病理分类与临床分期

根据原发性肝癌的生物学特点及预后,临床上通常把原发性肝癌分为肝细胞癌、肝内胆管细胞癌,前者临床多见。

1.肝细胞癌

T_1:孤立肿瘤没有血管侵犯。

T_2:孤立肿瘤伴血管侵犯或多发肿瘤最大径$\leqslant 5$ cm。

T_{3a}:多发肿瘤最大径>5 cm。

T_{3b}:孤立肿瘤或者无论多大的多发肿瘤侵犯门静脉或肝静脉分支。

T_4:肿瘤直接侵犯邻近器官(除外胆囊)或者穿透脏腹膜。

N:区域淋巴结。

N_X:区域淋巴结转移不能确定。

N_0:无区域淋巴结转移。

N_1:有区域淋巴结转移。

2.肝内胆管细胞癌

T_{is}:原位癌(导管内癌)。

T_1:孤立肿瘤没有血管侵犯。

T_{2a}:孤立肿瘤伴血管侵犯。

T_{2b}:多发肿瘤,有或无血管侵犯。

T_3:肿瘤穿透脏腹膜或直接侵犯局域肝外结构。

T_4:肿瘤有胆管周围侵犯。

三、临床表现

原发性肝癌起病隐匿,早期症状多不明显,出现典型的临床症状和体征时一般已属于中、晚期。

(一)症状

1.肝区疼痛

肝区疼痛多为原发性肝癌的首发症状,表现为持续钝痛或胀痛。疼痛多由于癌肿迅速生长使肝包膜受牵拉所致。若肿瘤生长缓慢或位于肝实质深部也可完全无疼痛表现。疼痛的部位常与肿瘤位置有关,位于肝左叶时常表现为上腹痛,需与胃部疾病相鉴别。癌结节破溃出血可致剧烈腹痛和腹膜刺激征,出血量大时可致休克。

2.消化道症状

食欲缺乏、恶心、呕吐、腹胀、腹泻等消化道症状,可由肿瘤压迫、腹水、胃肠道淤血及肝功能受损引起。

3.恶性肿瘤的全身表现

进行性消瘦、乏力、发热、营养不良及恶病质等。

4.伴癌综合征

伴癌综合征是指机体在肝癌组织自身所产生的异位激素或某些活性物质影响下而出现的一组特殊症状,可与临床表现同时存在,也可先于肝癌症状。常见有自发性低血糖、红细胞增多症等,有时也可伴有高脂血症、高钙血症、类癌综合征、高纤维蛋白原综合征及血小板计数增多等。

5.转移灶症状

若出现肝外转移时,根据转移部位的不同可出现相应的症状。肺转移时可引起咳嗽、咯血,胸腔转移以右侧多见,可出现胸腔积液。骨转移可出现局部疼痛或神经受压症状,颅内转移可出现相应的定位症状和体征。

(二)体征

1.肝大

肝大为中晚期肝癌的主要体征,多在肋缘下触及,呈局限性隆起,质地坚硬。左叶肝癌表现为剑突下包块。如肿瘤位于肝实质内,肝表面可光滑,伴或不伴明显压痛。肝右叶膈面肿瘤可使右侧膈肌明显抬高。

2.脾大

脾大常为合并肝硬化所致。肿瘤压迫或门静脉、脾静脉内癌栓也可引起淤血性脾大。

3.腹水

腹水多在肝硬化基础上合并门静脉或肝静脉癌栓所致,为草黄色或血性。癌浸润腹膜也是腹水的常见原因。

4.黄疸

出现黄疸多为晚期征象,以弥漫性肝癌或胆管细胞癌为常见。癌肿广泛侵犯可引起肝细胞性黄疸。当侵犯肝内胆管或肝门淋巴结肿大压迫胆管时,可出现梗阻性胆汁淤积。

5.其他

由于肿瘤本身血管丰富,再加上癌肿压迫大血管,故可在肝区内出现血管杂音。肝区摩擦音提示肿瘤侵犯肝包膜。肝外转移时则会出现与转移部位相应的体征。

四、诊断要点

肝癌早期缺乏特异性症状,除查体外,一般难以发现。如果出现肝区疼痛、腹部肿块、腹胀、消瘦、黄疸等症状时,多已达中晚期,90％的患者失去手术机会。故对中年以上、特别是有肝炎病史的患者,发现有肝癌早期非特异性临床表现,应考虑肝癌的可能性。诊断依据除肿瘤标志物、超声显像、计算机断层成像(computed tomography,CT)、磁共振成像(magnetic resonance imaging,MRI)、肝动脉造影及正电子发射显像(positron emission tomography,PET)之外,有时需借助肝穿刺活体组织学检查。而确诊肝癌的标准仍是细胞学或病理学。

(一)血清学检测

1.甲胎蛋白(alpha-feto protein,AFP)检测

AFP检测为目前诊断原发性肝癌特异性最高的指标之一,阳性率为60％～90％。AFP对流法阳性或放射免疫法≥400 ng/mL,持续4周以上,排除妊娠、活动性肝炎、生殖腺胚胎性肿瘤者高度怀疑肝癌。

应用RNA的提取和cDNA合成检测AFP mRNA有利于间接推测是否有肝癌转移。正常人血细胞不表达AFP mRNA,外周血AFP mRNA来自癌灶脱落入血的完整癌细胞,持续阳性者预示有远处转移的可能。

2.其他

γ-谷氨酰转肽酶、异常凝血酶原、碱性磷酸酶、乳酸脱氢酶等,对肝癌的诊断均有一定价值,但由于其缺乏特异性,多作为辅助诊断。

(二)影像学检查

1.超声显像检查

超声显像一般可显示直径为2 cm以上的肿瘤。除显示肿瘤的大小、形态、部位以及血管的关系外,还有助于判断肝静脉、门静脉有无癌栓等。结合AFP检查,有助于肝癌的早期诊断。

2.CT检查

CT检查可补充超声显像,估计病变范围,一般可显示直径2 cm以上的肿瘤,如结合静脉注射碘造影剂进行扫描,对1 cm以下肿瘤的检出率可达80％以上,是目前诊断小肝癌和微小肝癌的最佳方法。

3.MRI检查

MRI检查对肿瘤与肝内血管的关系显示更佳,而且对显示子瘤和瘤栓有重要价值。MRI 对肝癌与肝血管瘤、囊肿、结节性增生等良性病变的鉴别价值优于 CT。

4.肝动脉造影检查

肝动脉造影检查是目前诊断小肝癌的最佳方法,可显示 0.5～1.0 cm 的微小肿瘤。因其有创伤性,一般不列为首选。

5.PET 检查

PET 检查能对组织器官和组织代谢进行分析,更早检测出组织代谢异常,对监测肿瘤发展、选择治疗方案有重要意义。

(三)肝穿刺活体组织学检查

肝穿刺活体组织学检查是诊断原发性肝癌的"金标准",可在 B 超或 CT 引导下行肝穿刺活检。

五、治疗原则

原发性肝癌早期的治疗目标仍为根治性,早期行根治性切除术是改善肝癌预后的最关键因素。凡肿瘤局限于一叶的肝功能代偿者,均应争取根治性切除,肿瘤越小,5 年生存率越高,其中＜3 cm 的单发小肝癌行根治术后效果最好。另外,选择不规则局部根治性切除方式,可在切除肿瘤的同时最大限度地保留肝组织,有利于术后恢复,降低手术死亡率。对部分中晚期患者以及经手术探查或影像学检查证实肿瘤巨大或贴近大血管难以行根治性切除术的患者,可先采用非切除性姑息性治疗,如肝动脉结扎加插管化疗、术中冷冻或微波等局部治疗,或非手术治疗,如肝动脉栓塞、单纯灌注化疗,待肿瘤体积明显缩小后再行二期切除。对晚期有远处转移或介入治疗失败的患者,可行全身性静脉化疗,但疗效甚微,也可行免疫治疗、中医及对症支持治疗,力争改善晚期患者的生活质量,延长生存期。

(一)手术治疗及肝移植

如前所述,手术切除是肝癌主要的治疗手段,但 90% 的肝癌患者会因肿瘤巨大或肝硬化而失去手术机会。对肿瘤巨大者可先行肝动脉插管化疗加栓塞,待肿瘤缩小后争取二期切除;因肝硬化严重而不能切除的小肝癌,如单个肿瘤直径＜5 cm 或多个肿瘤之和＜3 cm者,可选择肝移植。

(二)放疗

正常肝细胞对放射线敏感,而肝癌细胞则只有一定的敏感性,需

＞4 000 cGy才可以得到较好的局部控制,常采用 X 刀、适形及调强等方法,近年来,放射性核素⁹⁰Y 动脉内靶向放疗也正在临床观察中。

(三)局部消融疗法

局部消融疗法是指在影像技术的引导下,对肿瘤进行靶向定位,局部采用物理或化学方法杀死肿瘤组织的一种治疗方法。化学消融就是往病灶内注入化学物质,如无水酒精、乙酸等使局部组织细胞脱水、坏死和崩解,从而达到灭活肿瘤病灶的目的;物理消融则是通过加热局部组织或冷冻局部组织灭活肿瘤病灶,主要有射频消融术、微波固化术、冷冻治疗、聚焦超声消融以及激光消融治疗等。局部消融疗法可起到控制局部肿瘤、缓解症状等作用,因其局限于肿瘤部位,故对机体影响小。但局部消融疗法仅对肿瘤＜5 cm 的肝癌效果好,可作为不能接受手术切除的小肝癌的治疗选择。

(四)化疗

1.全身化疗

(1)单一化疗:临床上常用的治疗肝癌的抗肿瘤药物有氟尿嘧啶、多柔比星、顺铂和丝裂霉素等,但部分缓解率均在 20％以下。近来一些新药用于肝癌治疗也取得了一定的疗效,如吉西他滨、卡培他滨和伊立替康等,但总体而言,效果并不理想。

(2)联合化疗:联合化疗对肝癌的疗效有所提高,临床上一般选择单药治疗有效的药物进行联合。

总体看来,全身化疗对肝癌的疗效并不理想。通常情况下,只有在具备以下适应证时才考虑行全身化疗:肝外转移;肝局部病变无法行手术、局部消融疗法或肝动脉内插管栓塞化疗;门静脉主干癌栓;一般状况 KPS 评分＞70 分;肝功能指标总胆红素＜正常上限 2 倍、清蛋白＞30 g/L、国际标准化比率＜1.4。

2.动脉化疗

动脉化疗即通过动脉给药提高化疗药物对肝癌细胞的杀伤作用,包括经肝动脉导管化疗栓塞(transcatheter arterial chemo-embolization,TACE)及 TACE加门静脉栓塞。

原发性肝癌的血供几乎全部(90％～95％)来自肝动脉,而正常肝组织血供则 75％～80％来自门静脉,选择性地对供给肿瘤血运的肝动脉进行栓塞,可阻断肿瘤的主要血供,使肿瘤发生坏死,而正常的肝脏能够代偿。目前多在肝动脉栓塞的同时经导管灌注化疗药物,化疗药物的疗效与肿瘤所在部位的有效血药浓度呈正相关,因此 TACE 可显著地提高肝癌的疗效。

TACE 的主要适应证包括:①原发性肝癌无手术指征或不愿接受手术切除的患者;②原发性肝癌肿瘤体积较大,术前进行栓塞化疗可使瘤体缩小,减少肿瘤复发和播散,以便行二期切除;③非根治性肝肿瘤切除术后作为辅助治疗的手段。

此外,控制出血等也是其治疗的适应证,但严重的肝肾功能不全、肝硬化、重度黄疸、门静脉主干完全阻塞等患者慎用。

常用的动脉化疗药物为多柔比星、氟尿嘧啶,联合方案有顺铂＋多柔比星＋丝裂霉素等方案。目前临床常用的栓塞剂包括超液化碘油、吸收性明胶海绵及海藻微球等。TACE 的出现使原发性肝癌治疗的有效率大为提高,患者的生存率也有很大改善,现已被广泛应用于临床。

(五)生物靶向治疗

在原发性肝癌细胞的增殖过程中可能存在着多个潜在的治疗靶点,针对这些治疗靶点所产生的分子靶向药物,可通过阻断肿瘤细胞或相关细胞的信号转导,从而抑制或杀死肿瘤细胞。目前常用的生物靶向治疗药物包括索拉非尼、舒尼替尼、贝伐单抗及厄洛替尼等。

第三节　胰　腺　癌

胰腺是既有内分泌细胞又有外分泌细胞的腺体。胰腺癌绝大部分发生于外分泌细胞,且主要来源于胰腺导管细胞。胰腺癌早期多无典型临床症状,且由于胰腺位于腹膜后,难以早期发现早期治疗。胰腺癌发病迅速,至确诊时大多已属晚期。胰腺癌手术切除率低(10%~20%),总体术后 5 年生存率仅为 1%~9%。现代西医的放疗、化疗、免疫治疗等手段对胰腺癌的疗效有限,故胰腺癌是预后最差的癌种之一。本病多发于 40 岁以上,最高峰在 70 多岁,2/3 在 65 岁以上的人群,男性较多见。我国胰腺癌自改革开放以来呈上升趋势,20 年间约增长6 倍。

一、病因

胰腺癌的病因至今尚未完全清楚。流行病学调查资料提示与下列因素有关。

(1)饮食因素:高脂肪、高动物蛋白的饮食可能促使胰腺增生和内分泌紊乱,使其对致癌物质敏感性增加。嗜饮咖啡者胰腺发病较非嗜饮咖啡者为高。多食新鲜蔬菜、水果的人群患胰腺癌较少。

(2)内分泌因素:糖尿病患者患胰腺癌的危险性比其他人高4倍,特别是不典型糖尿病,年龄在 60 岁以上,很快形成胰岛素抵抗者。

(3)吸烟:吸烟者中胰腺癌患者比不吸烟者高 2 倍,其患病平均年龄亦较不吸烟者提前 10～15 年。

(4)慢性胰腺炎患者,胃良性病变行远端胃大部分切除者,特别是术后 20 年以上的患者。

(5)遗传有家族性腺瘤息肉症的患者。

(6)长期饮酒及接触有害化学物质(联苯胺、烃化物等)的人。

(7)其他:胆石症、肝硬化等疾病的患者。

二、病理

胰腺癌根据发生部位分为胰头癌、胰体癌、胰尾癌和全胰癌,其中以胰头癌为多见(约占 60%),胰体癌次之(约占 25%),胰尾癌较少(约占 5%),还有 10%为弥漫性或多灶性癌肿。

胰腺癌以导管细胞癌(包括乳头状腺癌、管状腺癌、囊腺癌等)最为多见,约占 90%;其次为腺泡细胞癌,占 10%左右;还有少数的胰岛细胞癌、胰母细胞癌、癌肉瘤、鳞状细胞癌等。

胰头癌与胰体癌、胰尾癌的转移途径不完全一样。胰头癌常侵犯胆总管、十二指肠、胃、结肠、左肾、脾以及腹腔动脉,其淋巴结转移途径主要是转移到幽门上、下淋巴结及经肠系膜上动脉周围淋巴结向腹主动脉周围淋巴结转移。胰体癌、胰尾癌常沿神经鞘浸润或压迫腹腔神经丛及向脊髓方向转移,而引起顽固性剧烈腹痛及腰背痛,或沿淋巴管转移至胰上及肝门淋巴结等处。胰腺癌血行播散经门静脉转移至肝最常见,还可能转移至骨、肾上腺等组织。胰腺癌还容易侵犯胰腺周围组织。胰头癌压迫或侵犯邻近组织及脏器,引起黄疸或出血;胰体和胰尾癌容易导致腹膜转移和癌性腹水。

三、临床表现

胰腺癌早期往往缺乏典型症状,待典型临床表现出现而明确诊断时,已属晚期,常见症状有腹痛、黄疸、体重减轻,其次是消化道症状,发热、呕血、便秘等。

（一）上腹疼痛

几乎所有患者都有不同程度、性质的上腹疼痛，可有饭后加重，常平卧时加重，坐位或前屈体位时缓解，此种情况是胰腺癌特别是胰体、胰尾癌的特点。腹痛多因肿瘤侵犯或压迫胰管或胆管内压力升高导致，或者由于刺激内脏神经感受器引起。早期常为定位不清楚的隐痛或钝痛，可有饭后加重，随着病情的进一步发展，可有阵发性腹痛或持续性剧痛，可放射到腰背部。若肿瘤侵及腹腔神经丛，腹痛多伴有腰背痛。

（二）黄疸

约70％的患者有阻塞性黄疸。黄疸可以是胰腺癌的首发症状，但并不是早期症状。约90％的胰头癌会出现黄疸，胰头癌的黄疸出现较早，胰体、胰尾癌晚期侵犯胰头亦可出现黄疸。黄疸呈持续性加深，并伴浓茶样尿、陶土样大便，皮肤呈深黄色及伴有瘙痒。

（三）消瘦

90％的患者可能体重减轻，在确诊数月前即开始发生，随病情进展而呈进行性消瘦，至晚期可出现恶病质。

（四）消化道症状

消化道症状可见食欲减退、厌食肥腻、恶心、呕吐、腹泻、便秘、脂肪泻等，主要是因为胆汁、胰液等消化液减少或不能进入肠道引起消化功能紊乱。

（五）腹部包块

晚期胰腺癌腹部触诊时可扪及上腹固定肿块以及肝大、脾大、胆囊肿大。

（六）腹水

晚期患者可因腹膜转移、门脉血栓或癌肿压迫门静脉而出现腹水，还可出现锁骨上淋巴结转移及直肠窝转移结节等。

（七）其他

可有发生呕血、黑便、腹水，胰体、胰尾癌可突发血糖升高。

四、诊断要点

除上述临床表现外，以下辅助检查有助于明确本病的诊断。

（一）实验室检查

1.肝功能检查

当胰腺癌引起阻塞性黄疸时，血清胆红素明显升高，还可见血清碱性磷酸酶、谷酰转肽酶等升高，但这些指标对胰腺癌诊断并无特异性。

2.血清淀粉酶及脂肪酶检查

当肿瘤组织阻塞胰管或并发胰腺炎时，两者在血清中的含量可明显升高。

3.血糖检查

当胰岛细胞被癌肿破坏时，可引起血糖升高或糖耐量试验阳性。

4.肿瘤标志物检查

CA19-9被认为是诊断胰腺癌最具有价值的重要指标，正常值＜37 U/mL，诊断准确率可达90％。70％～80％的胰腺癌患者可出现血清CEA升高。胰腺癌胰胚抗原对诊断胰腺癌也有一定参考价值。但上述标志物并非胰腺癌所特有，其他腺癌也可阳性。它们都可作为胰腺癌治疗前后动态随访的指标。

5.癌基因

有多种癌基因和抑癌基因在胰腺癌中表达，基因研究将对胰腺癌的诊治带来广阔前景。有报道胰腺癌确诊前三年半已发现胰液中癌基因 $K\text{-}ras$ 基因突变。有报道胰腺癌患者外周血浆中 $K\text{-}ras$ 基因实变率为80％左右，对诊断具有一定的临床价值。虽然胰液中 $K\text{-}ras$ 基因突变并不能诊断胰腺癌，但对胰腺癌的高危人群进行监测，有助于早期发现胰腺癌。

（二）影像学检查

1.B超检查

B超为本病的首选检查方法，尤其适用于普查的筛选，本法的优点是迅速、准确、价廉、无创伤性、可重复检查，其阳性率可达80％～90％，但对2 cm以下胰腺癌检出率仅为33％～55％。胰腺癌B超的征象是胰腺内可见不均匀回声占位或胰腺局部肿大，外形不规则，胆管和胰管扩张，胆囊肿大等；亦可检查腹主动脉旁淋巴结及肝转移。若使用纤维胃镜的超声探头，紧贴胃后壁，对胰腺做全面检查，可提高本病及局部淋巴结转移的诊断，对于≤2 cm的小胰腺癌阳性检出率达73.7％～100％，优于普通B超和CT。亦可行诊断性穿刺活检，对诊断胰腺癌最具价值。

2.CT检查

CT检查尤其是螺旋CT是诊断胰腺癌的主要方法，准确率达80％。CT可清晰显示胰腺局部性肿大,轮廓不规则,病变区密度不均匀,胰管、胆管扩张,胆囊增大,胰周组织和大血管受侵情况以及淋巴结和肝转移情况等。常规 CT 对诊断≤2 cm 胰腺癌的敏感性为 27.0%～64.5%,与 B 超基本相似。若能配合增强扫描、薄层扫描及扫描后三维成像等,更能提高胰腺癌的诊断率,并为分期及治疗提供依据。

3.MRI 检查

胰腺癌的 MRI 表现大致与 CT 相似,但 MRI 对显示小胰腺癌以及有无胰周扩散、血管侵犯和淋巴结转移方面较 CT 为佳。磁共振胆胰管成像为无创检查,能反映肝内外胆管、胰管系统的全貌,对胆管梗阻的存在及其水平、范围和病因的诊断准确率达 90%～100%,对医师判断手术切除率有帮助。

4.内镜逆行胆胰管造影检查

内镜逆行胆胰管造影在纤维内镜下进行胰管造影,可显示胰管有无狭窄、阻塞、变形、断裂、扩张、管壁僵硬或移位等情况。胰头癌常阻塞胰管开口,造影剂常难以进入而造成失效,但如癌肿侵入十二指肠乳头,内镜可以看到并行活检确诊。内镜逆行胆胰管造影对胰腺癌诊断的敏感性和准确性可达 95%,是诊断胰腺癌的较好手段,且通过内镜逆行胆胰管造影还可以采集胰液和刷取脱落细胞进行细胞学、癌基因突变和肿瘤标化物等检查,是近年胰腺癌早期诊断的一项重要进展。内镜逆行性胆胰管造影由于不良反应多,多用于 B 超和 CT 不能确诊而临床又高度怀疑的病例。

5.PET/CT 检查

PET/CT 对诊断胰腺癌比常规影像学方法更为准确,尤其对胰腺癌和胰腺炎的鉴别诊断更为有效,还能发现有无远处转移,但对早期诊断尚有一定的局限性。

(三)病理及细胞学检查

病理学检查是胰腺癌诊断的"金标准",其特异性几乎达 100%。胰腺癌病理诊断的标本主要来自以下几方面。①细针穿刺活检组织:胰头癌可用较粗的活检针从十二指肠外侧壁进行穿刺活检,本法阳性率较高,且可避免胰瘘的发生;②腹腔镜及术中活检组织;③胰液及十二指肠引流液;④腹水及腹腔冲洗液;⑤血液。

五、鉴别诊断

胰腺癌与黄疸性肝炎、胆囊炎、胆石症、慢性胰腺炎和 Vafer 壶腹癌等相鉴别。

(一)黄疸性肝炎

黄疸性肝炎常有肝炎接触史,黄疸时血清转氨酶升高,碱性磷酸酶不高,随着病情好转,黄疸多在 2 周后逐渐消退。

(二)胆囊炎、胆石症

胆囊炎、胆石症的腹痛多呈阵发性绞痛,反复发作,急性发作时常伴有发热、白细胞计数升高等。黄疸于腹痛发作后 48 小时内出现,一般比较轻,而且经抗炎等治疗后短期内消退或有波动。体重多无明显变化。腹部 B 超、CT 检查等有助于鉴别。

(三)慢性胰腺类

慢性胰腺类可出现胰腺肿块和黄疸酷似胰腺癌。而胰腺癌压迫胰管周围组织也可引起慢性胰腺炎。慢性胰腺类有不同程度的胰功能减退,CT 及 X 线腹部平片显示胰腺有钙化点,联合 CA19-9 和 CEA 等肿瘤标志物及活检有助于两者的鉴别。

(四)Vater 壶腹癌

主胰管和胆总管形成壶腹共同开口于十二指肠。壶腹癌和胰头癌解剖位置邻近,临床表现十分相似。黄疸是最常见症状,肿瘤发生早期即可以出现黄疸。壶腹癌可因肿瘤坏死脱落,出现间断性黄疸。十二指肠镜可以见到肿瘤并做病理活检,B 超、CT、MRI 等检查有助于鉴别诊断。

六、分期

(一)国际抗癌联盟的 TNM 分期

T:原发肿瘤。

T_x:原发肿瘤无法评估。

T_0:未见原发肿瘤。

T_{is}:原位癌(包括 Panin Ⅲ)。

T_1:肿瘤局限于胰腺内,最大直径≤2 cm。

T_2:肿瘤局限于胰腺内,最大直径>2 cm。

T_3:肿瘤侵犯至胰腺外,但未累及腹腔干或肠系膜上动脉。

T_4:肿瘤累及腹腔干或肠系膜上动脉(原发肿瘤不可切除)。

N:区域淋巴结转移。

N_X：区域淋巴结无法评估。

N_0：区域淋巴结无转移。

N_1：有区域淋巴结转移。

M：远处转移。

M_X：远处转移无法评估。

M_0：无远处转移。

M_1：有远处转移。

(二)临床分期

0 期：$T_{is}N_0M_0$。

I_A 期：$T_1N_0M_0$。

I_B 期：$T_2N_0M_0$。

II_A 期：$T_3N_0M_0$。

II_B 期：$T_1N_1M_0$，$T_2N_1M_0$，$T_3N_1M_0$。

III 期：T_4 任何 NM_0。

IV 期：任何 T 任何 NM_1。

七、治疗

(一)综合治疗原则

(1)目前胰腺癌首选治疗方法为手术。对于病变局限，经术前检查可以手术者，尽量争取剖腹探查行根治术，必要时行术前放疗或化疗。术中经探查不能根治者，可行姑息手术，如胆管减压引流或胃空肠吻合术，以缓解梗阻，解除黄疸等症状，并建议病理活检，术后行放疗、化疗以及中医药综合治疗。

(2)可手术切除的胰腺癌但有肿瘤残留者，术后 1 个月内行 4～8 周期化疗或同时联合放疗及中医药治疗。

(3)病变虽局限，但术前检查已明确不可能手术者，可采取放疗、化疗或中医药等综合治疗，部分患者肿瘤缩小后争取行手术切除。

(4)病变广泛以全身化疗、生物治疗等为主，必要时可行局部放疗或介入化疗。

(5)晚期患者一般情况差，不宜手术、化疗、放疗者，可予以营养支持、对症治疗以及中医中药治疗以改善生活质量。

(6)术后局部复发者，如无黄疸及肝功能明显异常，身体状态较好者，建议氟尿嘧啶/吉西他滨化疗或同步放疗，存在肠道梗阻和肝功能异常者，应先解除梗阻,待肝功能好转后再考虑治疗。

(二)手术治疗

外科手术是目前胰腺癌最有效的治疗方法,但相当多的患者在就诊时就已属中晚期而无法做根治性切除。胰头癌的手术切除率在 15％左右,胰体、胰尾癌切除率更低,在 5％以下,直径少于 2 cm 的早期癌切除率可很高,遗憾的是＜2 cm 的胰腺癌难以检出。早期胰腺癌手术切除率为 90％～100％,5 年生存率可达70％～100％,胰腺癌的早期发现是获得最佳治疗效果的关键。

手术探查适应证:①年龄＜70 岁;②Ⅰ期或Ⅱ期的胰头癌;③无肝内及远处转移,无腹水者。

1.根治术

(1)胰、十二指肠切除术:是胰头癌的首选根治性切除术式,简称 Whipple 术。切除范围包括胰头、远端 1/2 胃、全段十二指肠、下段胆总管及 Treitz 韧带以下的15 cm空肠,切除后行相应淋巴结清扫和消化道重建。

(2)全胰腺切除术:全胰腺切除术后患者会完全失去胰腺功能,因此全胰腺切除治疗胰腺癌还是一个有争议的问题。

(3)胰头癌扩大根治术:在 Whipple 术或全胰切除的基础上,将已受癌肿侵犯的大血管一同切除,切除后再做血管吻合重建和消化道重建。

(4)胰体、胰尾癌根治术:做胰体、胰尾切除及脾脏切除。

2.姑息性手术

胆管减压引流术及胃-空肠吻合术等。

(三)放疗

腺癌对放射线不敏感,多数报告认为放疗不能延长寿命,故无明显的治疗价值。常见的方法有内照射、术前和术后体外照射。外照射一般用直线加速器局部放疗,每周 5 次,每次 1.5～2 Gy,总剂量为 40～60 Gy。近来应用先进的三维立体定向放疗新技术,可最大限度地减少对肿瘤周围正常组织的照射量而大大提高肿瘤区的照射剂量,可提高放疗局部控制率和长期生存率。

(四)化疗

由于胰腺癌细胞表达多药耐药基因,对大多数化疗药物产生耐药性,化疗对胰腺癌疗效不佳。临床经验认为单一用药效果差,疗效一般不超过 15％。现多采用联合用药。

客观缓解率在 15％以上的药物只有氟尿嘧啶、吉西他滨、卡培他滨和泰素帝、草酸铂等。

1.常用的化疗方案

(1)吉西他滨:吉西他滨 1 000 mg/m²,静脉滴注 30 分钟,每周 1 次连用 7 周,休息 1 周,为第 1 周期;从第 2 周期开始吉西他滨 1 000 mg/m²,静脉滴注 30 分钟,第 1 天用药、第 8 天用药、第 15 天用药,休息 1 周,28 天后重复治疗。

有效率为 13%～18%,中位生存期 4.8 个月。吉西他滨疗效较氟尿嘧啶等为优,且毒性低,目前尚没有疗效超过吉西他滨的单药方案。吉西他滨被美国食品和药物管理局(Food and Drug Administration,FDA)批准为治疗晚期胰腺癌的药物,已经取代氟尿嘧啶成为一线标准抗胰腺癌药物。

(2)氟尿嘧啶:200 mg/(m²·d),1～20 天,持续静脉泵注,28 天重复治疗。

(3)卡培他滨:卡培他滨每次 1 000 mg/m²,口服、每天 2 次,第 1～14 天用药,21 天重复治疗。

(4)吉西他滨＋醛氢叶酸＋氟尿嘧啶:吉西他滨 1 000 mg/m²,静脉滴注 30 分钟,第 1、8、15、22 天用药;醛氢叶酸 200 mg/m²,静脉滴注 2 小时,第 1、8、15、22 天用药;氟尿嘧啶 750 mg/m²,持续静脉滴注,第 1、8、15、22 天用药,6 周重复。有效率 19.1%,1 年存活率 38%。

(5)奥沙利铂＋卡培他滨:奥沙利铂 130 mg/m²,静脉滴注,第 1 天用药;卡培他滨每次 850～1 000 mg/m²,每天两次,第 1～14 天用药,21 天后重复治疗。

2.介入性化疗(区域性动脉灌注化疗)

可用动脉插管的方法,把化疗药物注射到供应肿瘤的血管,增加肿瘤局部药物浓度,多数资料表明,介入化疗比全身化疗疗效略好。

3.腹腔化疗

腹腔化疗是把化疗药物直接注射到腹腔,起到局部化疗的效果。

(五)止痛治疗

晚期胰腺癌出现顽固性疼痛者,可按 WHO 推荐的"三阶梯止痛"法控制疼痛。对胰腺癌侵犯腹腔神经丛出现持续上腹部及腰背部疼痛,剧烈难忍者可行腹腔神经丛阻滞止痛,常用药物有 6%石炭酸或无水乙醇。

(六)其他治疗

胰腺癌有雌激素受体存在,有人试用他莫昔芬(三苯氧胺)治疗胰腺癌,有一定的姑息治疗效果。基因治疗尚在探索中。

第四节 大 肠 癌

一、概述

大肠癌为结肠癌和直肠癌的总称,大肠癌是指大肠黏膜上皮在环境或遗传等多种致癌因素作用下发生的恶性病变,预后不良,病死率较高。大肠癌是大肠黏膜上皮起源的恶性肿瘤,是最常见的消化道恶性肿瘤之一。

二、发病机制

大肠癌的发生与慢性炎症(溃疡性结肠炎、日本血吸虫病)、大肠息肉、腺瘤及一定的遗传因素有关。另外,经常进食高蛋白、高脂肪者,纤维素类食物摄入量少,粪便潴留过久,致癌物质聚集,极易导致大肠癌。

三、病理

(一)乳头状腺癌

乳头状腺癌少见,约占 5%。癌细胞组成乳头状结构,分化程度不一,分化好的癌细胞多呈高柱状,形态接近正常的大肠上皮细胞;分化差的癌细胞为低柱状、立方或多边形,胞浆少,核大,异形明显,容易找到核分裂象;介于两者之间的为中度分化癌细胞。

(二)管状腺癌

管状腺癌最常见,占 66%～80%。癌组织主要由腺管状结构组成。分化好的癌细胞呈高柱状,排列为单层,核多位于细胞基底部,胞浆内常有较多黏液,出现杯状细胞分化。中度分化的癌细胞大小不一致,呈假复层状,胞浆内有少量或无黏液,核较大,位置参差不齐,所形成的腺管形态不规则。低分化的癌细胞呈多形性,大小不一,核大,胞浆少,容易找到核分裂象。

(三)黏液腺癌

黏液腺癌占 16% 左右,癌组织中出现大量黏液为其特征,黏液可积聚在细胞内或细胞外,前者黏液将细胞核挤到一侧形成"印戒细胞";后者黏液分布在癌细胞间,形成黏液池,其中漂浮小堆癌细胞。黏液腺癌生长较慢,但局部淋巴结转移多见,预后较差,术后易复发。

(四)印戒细胞癌

印戒细胞癌是从黏液腺癌中分出来的一种类型,占 3‰～7.5‰。癌细胞多呈中、小圆形细胞,胞浆内充满黏液。核偏向一侧,呈圆形或卵圆形。整个细胞呈印戒形。癌细胞弥漫成片或呈小堆,不构成腺管,有时可伴少量分化较好的黏液腺癌或管状腺癌。预后很差。

(五)未分化癌

未分化癌很少见,仅占 1.6‰以下。癌组织呈弥漫性浸润,不形成腺管样结构。细胞较小,形状不规则或呈圆形,核异型性明显,常侵入淋巴管或小静脉,预后很差。

(六)腺鳞癌

腺鳞癌较罕见,占 0.6‰,偶见于直肠和肛管。肿瘤内腺癌和鳞状细胞癌两种成分混合出现。鳞状细胞癌部分分化较差,而腺癌部分分化较好,有明显腺样结构。

(七)鳞状细胞癌

鳞状细胞癌占 1‰左右,偶见于直肠和肛管。癌细胞呈典型的鳞状细胞癌结构,多为中到低度分化。

结肠癌的淋巴转移:淋巴转移一般由近而远扩散,但也有不依顺序的跨越转移。血行转移:一般癌细胞或癌栓沿门静脉系统先达肝脏,约 50％的患者会发生术前或术后肝脏转移。后到肺、脑、骨等其他组织脏器。浸润与种植:癌肿可直接浸润周围组织与脏器。癌细胞脱落在肠腔内,可种植到别处黏膜上,脱落在腹腔内,可种植在腹膜上,转移灶呈结节状或粟粒状,白色或灰白色,质硬。播散全腹腔者,可引起癌性腹膜炎,出现腹水。

四、诊断与鉴别诊断

(一)临床表现

凡中年以上出现原因不明体重减轻、贫血、大便习惯改变、黏液便、血便、肠梗阻等症状者,均应考虑大肠癌的可能。

临床表现:早期大肠癌可无症状或仅有隐约腹部不适、消化不良、隐血等。随着肿瘤进展,症状表现为大便习惯改变、便血、腹痛、腹块、肠梗阻以及发热、贫血和消瘦等全身毒性症状。大肠癌依其原发部位不同而呈现不同的临床征象和体征。①右半结肠癌:突出症状为腹块、腹痛、贫血;②左半结肠癌:突出症状为大便习性改变、黏液血便或血便、肠梗阻等；③直肠癌：突出的症状为便血、排便习惯改变及因晚期癌肿浸润引起的伴发病征。

（二）诊断要点

除上述临床症状外，以下辅助检查亦有助于明确本病诊断。

1.实验室检查

（1）粪便隐血试验：可作为普查筛选手段，提供早期诊断的线索。

（2）CEA 测定：CEA 并非大肠癌的特异相关抗原，血清 CEA 测定对本病的诊断不具有特异性。作定量动态观察，对判断大肠癌的手术及放化疗效果与监测复发有一定意义。

2.影像学检查

（1）电子纤维结肠镜检查：清晰观察全部结肠，并可进行病理学检查，有利于早期及微小结肠癌的发现与癌的确诊，是大肠癌最重要的检查手段。

（2）气钡灌肠检查：普通钡灌肠 X 线检查对较小的大肠癌容易漏诊，最好采用气钡双重造影，可提高放射学诊断的正确率，并显示癌肿的部位与范围。

（3）直肠内超声扫描：可清晰显示直肠肿块范围、大小、深度及周围组织情况，并可分辨直肠壁各层的微细结构，检查方法简单，可迅速提供图像，对选择手术方式有一定帮助。

（4）CT 增强扫描：对了解肿瘤肠管外浸润程度以及有无淋巴结或肝脏转移有重要意义，对直肠癌复发的诊断较为准确。

3.病理及细胞学检查

肠黏膜活组织检查：肠黏膜的活检主要通过肠镜检查进行。

4.直肠指检

我国下段直肠癌约占直肠癌的 77.5％，因此绝大部分直肠癌可在直肠指诊时触及。

（三）鉴别诊断

（1）结肠癌的鉴别诊断主要是结肠炎性疾病，如肠结核、血吸虫病、肉芽肿、阿米巴肉芽肿、溃疡性结肠炎以及结肠息肉病等。临床上鉴别要点是病期的长短、粪便检查寄生虫、钡灌肠检查所见病变形态和范围等，最可靠的鉴别是通过结肠镜取活组织检查。

（2）阑尾周围脓肿可被误诊为盲肠癌（结肠癌），但本病血象中白细胞及中性粒细胞计数增高，无贫血、消瘦等恶病质，做钡灌肠检查可明确诊断。

（3）直肠癌往往被误诊为痔、细菌性痢疾、慢性结肠炎等。误诊率高达60%～80%,其主要原因是没有进行必要的检查,特别是肛门指诊和直肠镜检查。

（4）结肠其他肿瘤如结肠直肠类癌,原发于结肠的恶性淋巴瘤,病变形态呈多样性,与结肠癌常不易区别。均应做组织活检来进行鉴别。

（四）分期

1.TNM 分期

T:原发肿瘤。

T_X:原发肿瘤无法评估。

T_0:无原发肿瘤的证据。

T_{is}:原位癌,局限于上皮内或侵犯黏膜固有层。

T_1:肿瘤侵犯黏膜下层。

T_2:肿瘤侵犯固有肌层。

T_3:肿瘤穿透固有肌层到达浆膜下层,或侵犯无腹膜覆盖的结直肠旁组织。

T_{4a}:肿瘤穿透脏腹膜。

T_{4b}:肿瘤直接侵犯或粘连于其他器官或结构。

N:区域淋巴结。

N_X:区域淋巴结无法评估。

N_0:无区域淋巴结转移。

N_1:1～3 枚区域淋巴结转移。

N_{1a}:1 枚区域淋巴结转移。

N_{1b}:2～3 枚区域淋巴结转移。

N_{1c}:浆膜下、肠系膜、无腹膜覆盖结/直肠周围组织内有肿瘤种植,无区域淋巴结转移。

N_2:4 枚或以上区域淋巴结转移。

N_{2a}:4～6 枚区域淋巴结转移。

N_{2b}:7 枚或以上枚区域淋巴结转移。

M:远处转移。

M_0:没有远处转移。

M_1:远处转移。

M_{1a}:远处转移局限于单个器官或部位(如肝、肺、卵巢、非区域淋巴结)。

M_{1b}:远处转移分布于 1 个以上的器官、部位或腹膜转移。

2.临床分期

0 期:$T_{is}N_0M_0$。

Ⅰ:$T_{1\sim2}N_0M_0$。

ⅡA:$T_3N_0M_0$。

ⅡB:$T_{4a}N_0M_0$。

ⅡC:$T_{4b}N_0M_0$。

ⅢA:$T_{1\sim2}N_1/N_{1c}M_0$,$T_1N_{2a}M_0$。

ⅢB:$T_{3\sim4a}N_1/N_{1c}M_0$,$T_{2\sim3}N_{2a}M_0$,$T_{1\sim2}N_{2b}M_0$。

ⅢC:$T_{4a}N_{2a}M_0$,$T_{3\sim4a}N_{2b}M_0$,$T_{4b}N_{1\sim2}M_0$。

ⅣA:任何 T 分期,任何 N 分期,M_{1a}。

ⅣB:任何 T 分期,任何 N 分期,M_{1b}。

3.大肠癌 Dukes 分期

(1)Dukes A。局限于肠壁内:A_1 局限于肠壁黏膜内及穿透黏膜肌层达黏膜下层;A_2 累及肠壁浅肌层;A_3 累及肠壁深肌层。

(2)Dukes B:穿透肠壁,无淋巴结转移。

(3)Dukes C。有淋巴结转移:C_1 转移仅限于癌肿附近,如结肠壁、结肠旁等;C_2 转移至系膜或者系膜根部。

(4)Dukes D:有远处转移或者腹腔转移或者广泛周围器官浸润无法切除者。

五、治疗

(一)综合治疗原则

有计划、合理地安排各种治疗手段。

1.Dukes A 期

原则上应尽早手术,术后 5 年存活率可达 90%,无须辅助化疗。

2.Dukes B 期

术后是否行辅助化疗还有很大争议。建议对具有高危因素比如术前有肠梗阻、肠穿孔,术后高 CEA、肿瘤浸润生长、分化差、血管或淋巴结转移等的 Dukes B 期患者,应行辅助化疗,结合中医药治疗。

3.Dukes C 期

结肠癌术后应做化疗,直肠癌术后应做放疗和化疗,中医药治疗减毒增效。

4.Dukes D 期

原则上以全身治疗为主,生活状态评分＞2 分者可考虑中医药整合治疗。

(二)手术治疗

(1)局部切除术或结肠区段切除术:早期结肠癌。

(2)根治手术(结肠癌根治术):进展期结肠癌,无远处转移,肿瘤条件允许或联合脏器切除可以根治的结肠癌患者。

（3）腹腔镜结肠癌根治术。

（4）姑息手术（结肠癌姑息切除术、短路或造口术）：有远处转移或肿瘤条件不允许，但合并梗阻、出血的结肠癌患者。

（三）放疗

（1）对保肛困难、临床分期为 $T_{3\sim4}N_0$ 或者 $T_{1\sim4}N_{1\sim2}$ 的直肠癌，应推荐行术前同步放化疗。

（2）对术后病理分期为 T_3N_0 或者 $T_{1\sim3}N_{1\sim2}$ 的直肠癌，应推荐行术后同步放化疗。

（3）对不可切除的局部晚期直肠癌行放化疗综合治疗。

（4）复发/转移性肿瘤行局部放疗。

（5）晚期直肠癌行姑息放疗。

（四）化学药物治疗及靶向治疗

1.辅助化疗

（1）氟尿嘧啶/醛氢叶酸：醛氢叶酸 500 mg/m^2，静脉滴注 2 小时，每周 1 次共 6 周。氟尿嘧啶 500 mg/m^2，在醛氢叶酸滴注 1 小时后静脉推注，每周 1 次共 6 周。每 8 周重复治疗。

（2）卡培他滨：卡培他滨 1 250 mg/m^2，每天 2 次口服，第 1～14 天，每 3 周重复，共 24 周。

（3）醛氢叶酸＋氟尿嘧啶＋奥沙利铂：奥沙利铂 85 mg/m^2，静脉滴注 2 小时，第 1 天。醛氢叶酸 400 mg/m^2，静脉滴注 2 小时，第 1 天。氟尿嘧啶 400 mg/m^2，静脉推注，第 1 天，然后 2 400 mg/m^2，持续静脉滴注 46～48 小时。每 2 周重复。

2.复发或转移的化疗

（1）醛氢叶酸＋氟尿嘧啶＋依立替康：依立替康 180 mg/m^2，静脉滴注 30～90 分钟，第 1 天。醛氢叶酸 400 mg/m^2 与依立替康同时输注，第 1 天。氟尿嘧啶 400 mg/m^2 静脉推注，第 1 天，然后 2 400 mg/m^2，持续静脉滴注 46～48 小时。每 2 周重复。

（2）奥沙利铂＋卡培他滨：奥沙利铂 130 mg/m^2，静脉滴注，第 1 天。卡培他滨 850～1 000 mg/m^2，每天 2 次，持续 14 天。每 3 周重复。

（3）醛氢叶酸＋氟尿嘧啶＋奥沙利铂：奥沙利铂 85 mg/m^2，静脉滴注 2 小时，第 1 天。醛氢叶酸 400 mg/m^2，静脉滴注 2 小时，第 1 天。氟尿嘧啶 400 mg/m^2，静脉推注，第 1 天，然后 2 400 mg/m^2，持续静脉滴注 46～48 小时。每 2 周重复。

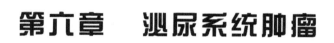

第六章 泌尿系统肿瘤

第一节 肾 癌

肾癌又称肾细胞癌、肾腺癌,可发生于肾实质的任何部位,但以上、下极为多见,少数侵及全肾;通常病灶为单侧,左、右侧发病机会均等,双侧病变占1%~2%。

一、病因

肾癌的病因目前尚不清楚,一定程度上可能与机体的免疫系统功能有关。流行病学调查发现,吸烟、肥胖和高血压是发病的相对危险因素,饮食中高摄入乳制品和低摄入水果蔬菜以及职业中接触石油、皮革、石棉、镉、钍等均可能与肾癌的发生有关。

(一)吸烟

大量的前瞻性观察发现吸烟与肾癌发病呈正相关。吸烟者发生肾癌的相对危险因素=2,且吸烟30年以上、吸无过滤嘴香烟的人患肾癌的危险性上升。

(二)肥胖和高血压

有前瞻性研究表明,高体重指数和高血压是与男性肾癌危险性升高相关的两个独立因素。

(三)职业

有报道称接触金属的工人、报业印刷工人、焦炭工人、干洗业和石油化工产品工作者肾癌发病和死亡危险性增加。

(四)放射

有统计使用过一种弱的 α 颗粒辐射源导致的 124 例肿瘤中有 26 例局限在肾,但是未见放射工作者和原子弹爆炸受害者的放射暴露与肾癌的相关报道。

(五)遗传

在散发性肾癌中 95% 的患者 3 号染色体短臂改变(缺失、易位、重组或突变)。已经明确,VHL 基因为抑癌基因,位于第 3 号染色体短臂,该基因异常不仅与散发性肾癌发病有关,也是 VonHippel-Lindau 病(VHL 病)的致病因素。在遗传性乳头状肾癌(乳头状肾癌 I 型)中有 Met 基因的激活。Met 基因为促癌基因,位于 7 号染色体短臂 31.1～34 位置。在肾嫌色细胞癌和嗜酸细胞瘤中有 BHD 基因的突变,该基因位于 17 号染色体的短臂。

(六)食品和药物

调查发现高摄入乳制品、动物蛋白、脂肪,低摄入水果、蔬菜是肾癌的危险因素。咖啡可能增加肾癌的危险性,与咖啡用量无关。在动物实验中,女性激素(雌激素)可致肾癌已得到证明,但在人体尚无直接的证据;滥用解热镇痛药,尤其是含非那西丁的药物可增加肾盂癌危险性;利尿剂也可能是促进肾癌发生的因素。

(七)其他疾病

在进行长期维持性血液透析的患者中,萎缩的肾脏内发生囊性变(获得性囊性病)进而又发生肾癌的病例有增多的现象。因此透析超过 3 年者应每年进行肾脏 B 超检查。有报道称糖尿病患者更容易发生肾癌。肾癌患者中 14% 患有糖尿病,是正常人群患糖尿病的 5 倍。

二、病理分类

肾癌起源于肾小管上皮细胞,在病理上根据肿瘤细胞的形态和结构情况对其进行分类。

(一)普通型(透明细胞)肾癌

普通型(透明细胞)肾癌为最常见的类型,占肾细胞癌的 70%～80%。显微镜下肿瘤细胞体积较大,呈圆形或多边形,胞质丰富,透明或颗粒状,间质富有毛细血管和血窦。本型病例大部分为散发性,少数为家族性并伴有 VHL 病。本型肾癌的发生与 VHL 基因改变有关。

（二）乳头状癌

乳头状癌占肾细胞癌的 10％～15％，包括嗜碱性细胞和嗜酸性细胞两个类型。肿瘤细胞为立方或矮柱状，呈乳头状排列。乳头中轴间质内常见砂粒体和泡沫细胞，并可发生水肿。本型也包括家族性和散发性两种。乳头状肾癌的发生与 VHL 无明显关系。散发性乳头状肾癌的细胞遗传学改变主要是 7、16 和 17 号染色体三体及男性患者的 Y 染色体丢失，而家族性乳头状肾癌的发生主要与位于 7 号染色体的原癌基因 Met 的突变有关。

（三）嫌色细胞癌

嫌色细胞癌在肾细胞癌中约占 5％。显微镜下细胞大小不一，胞质淡染或略嗜酸性，近细胞膜处胞质相对浓聚，核周常有空晕。此型肿瘤可能起源于集合小管上皮细胞，预后较好。细胞遗传学检查常显示多个染色体缺失和严重的亚二倍体。发生缺失的染色体包括 1、2、6、10、13、17 或 21 号染色体。

肾癌的病理类型还包括集合管癌和肾癌未分类。前者较少见，在肾癌中的比例不到 1％。后者包括不能归入上述各类的肾癌，占肾细胞癌的 3％～5％。

三、临床表现

无论肿瘤的体积大小，约 50％的肾癌患者早期可无任何症状，只是在普查和因其他原因做体格检查或 B 超检查时，才被发现其肾脏有占位病变或触摸到腹部包块。有些患者肾脏原发癌灶很小，无泌尿系统或肾内症状，却已发生远处转移。所以及时了解肾癌的临床表现是非常重要的。

肾癌临床表现主要有以下几个方面。

（一）局部症状

血尿、疼痛和肿块是肾癌典型的"三联征"，大多数患者就诊时只具有 1 个或 2 个症状，"三联征"俱全者仅占 10％左右，常预示病变已至晚期，很少有治愈可能。

1.血尿

肾脏通过尿液与外界发生联系，因此血尿是肾癌最常见的临床表现之一，是由肿瘤侵犯肾盂或肾盏黏膜而引起。40％～60％的患者会发生不同程度的血尿，通常为间歇性全程无痛肉眼血尿，间歇期随病变发展而缩短。有时出现条状血块，是因通过输尿管时形成条状，称输尿管管型。血尿的程度与肾癌体积大小无关。肾癌有时可表现为持久的镜下血尿。

2.疼痛

肾癌引起的疼痛多发生在腰部,为钝痛,发生率约为 20%。原因除了因肿瘤生长牵张肾被膜外,还可由于肿瘤侵犯周围脏器或腰肌所造成,后一种疼痛往往较重且持久。血尿严重形成血块引起输尿管梗阻时可发生肾绞痛。

3.腹部包块

肾癌患者中有腹部包块表现者约占 20%,瘦长体型者更易出现,位于上腹部肋弓下,可随呼吸运动而上下移动。检查者所触及的可能是肿瘤本身,也可能是被肿瘤推移的肾下极。如果包块固定不动,说明肿瘤已侵犯肾脏周围的脏器结构,此种情况手术切除困难,预后不佳。

(二)全身表现

肾脏除了作为一个重要的排泄器官外,还是一个内分泌器官,在正常情况下可以合成并分泌前列腺素 E、1,25-二羟维生素 D_3、肾素和红细胞生成素,肾癌状态下可造成这些激素的分泌异常,同时还可分泌甲状旁腺样因子、人绒毛膜促性腺激素(human chorionic gonadotropin,HCG)等物质,因此造成各种各样的肾癌全身性症状,约占 20%。这些症状除高血钙外,其余很难用常规的治疗方法消除,然而在切除原发灶后,指标多能恢复正常。

1.血沉快

血沉快发生率在 50%左右,原因尚不清楚。有研究中发现,70.3%的患者有血沉快的表现,甚至在被确诊为肾癌前 6 年时就已出现,因此提出对持续血沉快的患者应做肾脏 B 超检查以除外肾脏肿瘤。

2.发热

发热在肾癌患者中也较常见,发生率约为 20%。肿瘤广泛转移、出血、坏死可致发热,最近的研究发现,25%的原发肿瘤可异位分泌白细胞介素-6,可能导致发热。

3.贫血

贫血在预后不良的病例中较多见。

4.高血压

约 20%的肾癌患者有高血压。最近的流行病学调查表明,高血压及治疗高血压的药物与肾癌的发生有关。其他如肾素分泌过多、肿瘤内动-静脉瘘、肿瘤压迫肾血管都可能是造成高血压的原因。

5.高血钙

高血钙发生率约为 10%,原因尚不明确。可能与肾癌分泌的一种类似于甲状旁腺激素相关蛋白的多肽有关。原发肿瘤切除后血钙不降或降后再升高,预示肿瘤转移或复发。有时高血钙还可能由肿瘤转移到骨骼引起,具体原因不清,可能与肿瘤直接分泌红细胞生成素或肿瘤压迫造成正常肾脏组织缺血、刺激分泌红细胞生成素有关。

6.肝功能异常

肝功能异常为肾源性肝功能异常,又称 Stauffer 综合征,并非由于肿瘤转移到肝脏引起,患者同时伴有白细胞计数减少、发热和肝内区域性坏死。切除肾肿瘤后肝功能恢复正常,否则很可能有转移灶。少数情况下还可伴有胆汁淤积性黄疸。

7.食欲缺乏、体重下降、消瘦

其与针对肿瘤内神经组织的抗原抗体反应导致末梢神经功能障碍有关,不一定是晚期的表现。

8.精索静脉曲张

精索静脉曲张的特点为平卧位后不消失,由于肿瘤侵犯肾静脉或下腔静脉形成癌栓阻碍精索静脉内血液回流引起。

9.其他

血清碱性磷酸酶升高、淀粉样变及神经病变等都可能发生在肾癌患者身上。

(三)转移症状

肾癌发生转移往往较早,当原发灶很小时就可出现转移,而且转移的位置多变,几乎可见于人体的任何部位。20%～35%的肾癌患者在就诊时即已发生了转移,另有 6%～15%的患者是因肿瘤转移灶的症状而前来就诊。除了肺、肝、脑、骨骼等常见肿瘤转移部位外,肾癌还常常转移到其他少见部位,如胆总管腔内、纵隔、拇指甲下、阴道、脉络膜、外耳道和眼眶等。

(四)伴生癌

DiSilverio 等曾报道 17 例原发性肾癌患者,同时患有甾体激素靶器官的原发性肿瘤,包括乳腺癌 10 例、子宫内膜癌 4 例及卵巢癌 3 例。虽然不能因此说明肾癌具有激素依赖性,但在某种程度上提示可能与雌激素有一定关联。

(五)Robson 分期

将肾癌分为 0～Ⅳ期。

(1)Ⅰ期:肿瘤位于肾包膜内。

(2)Ⅱ期:肿瘤侵入肾周围脂肪,但仍局限于肾周围筋膜内。

（3）Ⅲ期：分为Ⅲ$_A$、Ⅲ$_B$和Ⅲ$_C$期。

Ⅲ$_A$期：肿瘤侵犯肾静脉或下腔静脉。

Ⅲ$_B$期：区域性淋巴结受累。

Ⅲ$_C$期：同时累及肾静脉、下腔静脉、淋巴结。

（4）Ⅳ期：分为Ⅳ$_A$和Ⅳ$_B$期。

Ⅳ$_A$期：肿瘤侵犯除肾上腺外的邻近器官。

Ⅳ$_B$期：肿瘤远处转移。

四、诊断要点

肾癌临床表现多样，可全无症状，亦可较早就出现转移症状，因此重视无痛血尿病史及熟识肾癌的副瘤综合征极为重要。目前，肾癌诊断仍主要依赖影像学检查，包括 B 超、计算机断层成像（computed tomography，CT）和磁共振成像（magnetic resonance imaging，MRI）。

（一）B 超检查

目前临床上无症状肾癌绝大部分是由 B 超检查发现的。每年1 次肾脏 B 超检查是早期发现肾癌最简单有效的方法。B 超检查一般可区分肾癌、肾错构瘤和单纯性肾囊肿。肾细胞癌不含脂肪，所以 B 超能很好地鉴别肾癌和肾错构瘤。但含脂肪少的血管平滑肌脂肪瘤很容易被误诊为肾癌。血尿患者首先应给予 B 超检查，如发现肾占位病灶，应进一步做 CT 或 MRI 检查，明确诊断。

（二）CT 和 MRI 检查

CT 对肾癌的确诊率高，能显示肿瘤大小、部位、邻近器官有无受累，是目前诊断肾癌最可靠的影像学方法。CT 准确性与肿瘤的大小有关。当肿瘤在 4 cm 以上时，CT 诊断的准确性超过 95％，当肿瘤为 2～4 cm 时准确性为 85％，＜2 cm时的准确性只有 70％～80％。CT 容易将出血性囊肿误诊为肾癌，MRI 检查则有助于鉴别诊断出血性囊肿。CT 和 MRI 检查对发现静脉癌栓和确定癌栓范围以及肿瘤临床分期很有帮助。

（三）其他检查

腹部平片可为开放性手术切口选择提供帮助。静脉尿路造影有助于评价对侧肾功能。放射性核素扫描主要用于评价骨或肝转移。

五、治疗

肾癌的首要治疗手段为手术切除。放疗、化疗、免疫治疗等主要针对晚期及复发病例,有效率并不高。对肿瘤侵犯肾包膜、肾盂、淋巴结的患者,应做术后放疗,减少局部复发。有淋巴结转移、血管和/或淋巴管瘤栓的患者,术后行化疗和/或免疫治疗。偶有切除原发灶后转移灶自行消失的报道。

(一)外科治疗

外科治疗分为单纯性肾癌切除术和根治性肾癌切除术。目前公认的是根治性肾癌切除术,可以提高生存率。经典的根治性肾切除范围包括肾周筋膜、肾周脂肪、患肾、同侧肾上腺、肾门淋巴结及髂血管分叉以上输尿管。肾癌手术时应争取先结扎肾动脉和肾静脉,可以减少手术中出血和可能引起的肿瘤扩散。

(二)肾动脉栓塞术

肾动脉栓塞术是指通过经皮穿刺选择性肾动脉插管,注入栓塞物质,使动脉闭塞。其主要作用:①栓塞后肿瘤发生广泛坏死,肿瘤缩小,对于难以切除的巨大肿瘤,可为其手术创造条件,同时可减少术中出血,容易分离肿瘤和缩短手术时间;②减少肿瘤细胞播散;③姑息性栓塞治疗,可控制和缓解患者的症状;④激活宿主的免疫机制等。栓塞术还可用于治疗肾癌的大出血。由于栓塞治疗主要是因栓塞作用而起效,而肾癌对化疗不敏感,且化疗药物的不良反应大,因此肾癌介入应慎用化疗药物。

(三)放疗治疗

对于局部肿瘤复发、区域或远处淋巴结转移、骨骼或肺转移的患者,姑息放疗可达到缓解疼痛、改善生存质量的目的。近些年开展的立体定向放疗、三维适形放疗和调强适形放疗对复发或转移病灶能起到较好的控制作用。

(四)免疫治疗

个别肾癌患者出现肿瘤自行消退现象,研究发现肾癌细胞具有较强的抗原性,提示免疫治疗可能有效。目前干扰素-α 和/或白细胞介素-2(IL-2)为转移性肾癌治疗的一线治疗方案,有效率约为 15%。

自体免疫细胞治疗技术——CIK 治疗,被认为是新一代抗肿瘤过继细胞免疫治疗的首选方案。CIK 细胞又名细胞因子诱导的杀伤细胞,其治疗原理是通过采集人外周血单个核细胞在体外用多种细胞因子,如抗 CD3 单克隆抗体、IL-2、IFN-γ 等,共同培养一段时间后获得的一群异质细胞,其主要效应细胞表面既有 T 细胞的表面标志(TCR-αβ,CD3),也有 NK 细胞的表面标志(CD56),是 CD3＋/CD56＋双阳性的 NK/T 细胞,兼具有 T 细胞强大的抗瘤活性和 NK 细胞非 MHC 限制性杀伤肿瘤细胞的优点。CIK 细胞可以与树突细胞(dendritic cells,DC)

同时培养,可更大程度地活化 CIK 细胞和 DC,进一步增强 CIK 细胞的肿瘤杀伤效应。之后将这两种细胞分两次回输到患者体内,用它们来对肿瘤细胞进行特异性杀伤,启动人体免疫机制,提高人体自身免疫能力,可有效清除患者体内残存的肿瘤细胞和转移的微小病灶,达到控制肿瘤生长、预防肿瘤复发转移的目的。

（五）化疗

肾癌的化疗效果不好,一项回顾性研究显示,化疗的总有效率仅为 6%,常用药物有长春碱、环磷酰胺、氟尿嘧啶、顺铂、丝裂霉素等。一项使用卡培他滨治疗 26 例免疫治疗失败的肾癌研究显示有效率为 8.7%。近来有研究表明吉西他滨、托泊替康在肾癌治疗上有一定作用,其具体疗效尚有待于进一步研究。

肾癌对化疗不敏感的原因普遍认为在于 *MDR-1* 基因及其产物 P-糖蛋白的过度表达,肾癌是 P-糖蛋白表达水平最高的肿瘤之一。Tobe 等报道,用 RNA 的提取和 cDNA 合成及免疫组化方法分析23 例肾癌 *MDR-1* 及 P-糖蛋白表达,结果显示不同分期的肾癌 P-糖蛋白表达不同,分期越高,P-糖蛋白表达越高。另有研究表明,肾癌组织中拓扑异构酶 Ⅱ 的表达明显低于其他肿瘤,如胃癌、肠癌、肺癌等,这提示,肾癌拓扑异构酶 Ⅱ 表达显著降低使部分作用于拓扑异构酶 Ⅱ 的化疗药物丧失作用靶点,无法发挥作用。提高肾癌拓扑异构酶 Ⅱ 表达水平,则可能使肾癌的耐药性逆转。肾癌的耐药机制值得进一步研究探讨,以助于发现以化疗为基础的更有效的治疗方案。

（六）靶向治疗

研究发现,大部分肾透明细胞癌细胞中存在 *VHL* 基因的缺失或失活,从而导致血小板源性生长因子、血管内皮生长因子等的过度表达,这也是肾透明细胞癌靶向治疗的基础。酪氨酸激酶抑制剂索拉非尼是一种口服小分子多激酶抑制剂,可抑制血管内皮生长因子受体(VEGFR)-2、VEGFR-3、血小板源性生长因子受体-β、FLT-3 和 c-KIT 等的酪氨酸激酶活性,具有抗血管生成作用;并可对Raf-1 的丝氨酸/苏氨酸激酶活性产生很强的抑制作用,从而抑制肿瘤细胞增殖。于 2000 年获得美国食品和药物管理局(Food and Drug Administration,FDA)批准进行临床试验。Ⅰ~Ⅲ期临床试验结果显示索拉非尼具有广泛的抗肿瘤作用,尤其是在晚期肾癌的治疗中具有 80% 的疾病控制率。因此,2005 年 12 月美国 FDA 正式批准索拉非尼用于晚期肾癌的治疗,成为世界上第 1 个上市的口服多激酶抑制剂,也是继 IL-2 之后,十多年来美国 FDA 批准的第 1 个治疗晚期肾细胞癌的药物。

第二节 前 列 腺 癌

前列腺癌是男性泌尿生殖器官常见的恶性肿瘤,发病率逐年上升。前列腺癌发病率有明显的地理和种族差异,在亚洲远比欧美发病率低。美国的发病率以黑人最高,白人次之,黄种人最低。

本病多发生于 50 岁以后,发病高峰年龄为 75～79 岁。前列腺癌发病与雄激素关系密切。临床表现、病情进展和治疗效果个体差异很大,早期诊断治愈率高,晚期患者使用内分泌治疗有时也可能长期生存。

一、病因

前列腺癌的病因尚不清楚,可能与性激素、种族、遗传、环境等因素有关。饮食习惯,包括高脂肪饮食,低摄入维生素 E、硒,高摄入胡萝卜素可能增加发病机会。

(一)遗传因素

家族史是前列腺癌发生的高危因素。如果直系亲属中有一人患前列腺癌,其本人患前列腺癌的危险性会增加 1 倍;如果两个或两个以上直系亲属患前列腺癌,其相对危险性会增至 5～11 倍。

(二)环境因素

前列腺癌与环境因素密切相关,机制仍不明确。研究称前列腺癌和西方生活方式相关,特别是与富含脂肪、肉类和奶类的饮食相关。研究表明阳光暴露与前列腺癌发病率呈负相关,阳光照射可增加维生素 D 的水平,可能是前列腺癌的保护因子。

(三)其他因素

雄激素在前列腺的发育和前列腺癌的进展过程中起关键作用。在动物实验中,雄激素和双氢睾酮能够诱发前列腺癌。胰岛素样生长因子也是前列腺癌发病的相关因素。大量研究称炎症是前列腺癌可能的致病原因。

二、病理分类和分期

(一)病理分类

根据最新的世界卫生组织(Word Health Organization,WHO)的组织学分类,前列腺原发性恶性肿瘤可分为上皮性肿瘤、前列腺间质肿瘤、间叶性肿瘤、血管淋巴系肿瘤和其他类型。

前列腺癌多数起源于外周带,98%为腺癌,起源于腺细胞,其他少见的有移行细胞癌、鳞癌、未分化癌等。前列腺癌大多数为雄激素依赖型,其发生和发展与雄激素关系密切,雄激素非依赖型前列腺癌只占少数。雄激素依赖型前列腺癌后期可发展为雄激素非依赖型前列腺癌。

(二)临床分期

TNM分期采用美国癌症联合会2002版前列腺癌TNM分期系统。

1.原发肿瘤(T)

T_x:原发肿瘤不能评估。

T_0:无原发肿瘤。

T_1:临床隐性肿瘤(临床未触及或影像学未发现)。

T_{1a}:≤5%的前列腺切除组织内偶然发现肿瘤。

T_{1b}:>5%的前列腺切除组织内偶然发现肿瘤。

T_{1c}:通过针吸或针穿活检发现肿瘤[如因发现前列腺特异性抗原(prostate specific antigen,PSA)升高进行穿刺活检]。

T_2:肿瘤局限于前列腺内。

T_{2a}:累及≤1/2叶。

T_{2b}:累及>1/2叶,但局限于该单叶。

T_{2c}:累及双叶。

T_3:肿瘤侵出前列腺包膜。

T_{3a}:包膜外浸润(双侧或单侧)。

T_{3b}:侵犯精囊(双侧或单侧)。

T_4:肿瘤固定或侵犯精囊以外的邻近组织:如膀胱颈、尿道外括约肌、直肠、肛提肌和/或盆壁。

2.区域淋巴结(N)

N_x:区域淋巴结不能评估。

N_0:无区域淋巴结转移。

N_1：有区域淋巴结转移（一个或多个）。

3.远处转移（M）

M_x：远处转移不能评估。

M_0：无远处转移。

M_1：远处转移。

M_{1a}：区域淋巴结以外的淋巴结转移。

M_{1b}：骨转移（单发或多发）。

M_{1c}：其他部位转移（伴或不伴骨转移）。

4.组织病理学分级（G）

G_x：组织病理学分级不能评估。

G_1：高分化（Gleason 2～4）。

G_2：中分化（Gleason 5～6）。

$G_{3～4}$：低分化或未分化（Gleason 7～10）。

三、临床表现

多数前列腺癌无明显症状，常在直肠指检时偶然被发现，也可在前列腺增生手术标本中发现。

下尿路的症状如梗阻、刺激往往是由于前列腺癌侵犯尿道、膀胱颈所引起的。前列腺癌阻塞射精管会导致血精并减少射精量。前列腺癌外侵还会损伤盆丛神经而出现勃起功能障碍。

晚期患者的下肢水肿可能由于肿瘤侵犯盆腔淋巴结并压迫髂血管而引起。前列腺癌转移至中轴骨和四肢骨骼会导致骨痛，如果侵犯骨髓会导致全血细胞减少，转移瘤所致的脊髓压迫可导致下肢瘫痪。

四、诊断

前列腺癌的初步诊断包括3个方面：直肠指检、经直肠超声检查和血清 PSA 测定。大多数前列腺癌均起源于前列腺的外周带，直肠指检可发现前列腺结节，质地坚硬，对前列腺癌的早期诊断和临床分期均有重要价值。经直肠超声可显示前列腺内低回声病灶及其大小与范围。血清 PSA 测定可以提高前列腺癌确诊率，并作为治疗方案的依据。血清总 PSA（tPSA）增高，f/tPSA 降低，则强烈提示前列腺癌的存在。

CT 和 MRI 检查可以发现前列腺内占位性病变，其主要用于检查前列腺的淋巴结有无转移，有助于分期。有骨转移时，X 线平片可显示成骨性骨质破坏，全身核素骨显像和 MRI 可早期发现。

前列腺癌的确诊依靠经直肠针吸细胞学或经直肠或会阴前列腺穿刺活检，根据所获细胞或组织有无癌变作出诊断。

五、治疗

前列腺癌的治疗应根据患者的年龄、全身状况、临床分期及病理分级等综合因素考虑。治疗方法有随访观察、根治性前列腺切除术、内分泌治疗、放疗和化疗。前列腺增生手术标本中偶然发现的局限性癌（Ⅰ期），一般病灶小且分化良好，可以不做进一步处理，严密观察随诊。

（一）手术治疗

局限在前列腺包膜以内的癌（Ⅱ期）可以行根治性前列腺切除术，也是治疗前列腺癌的最佳方法，但仅适用于年龄较轻，能耐受手术的患者。年龄＞75 岁的男性的预期生存时间＜10 年，这一年龄段人群能否接受前列腺癌根治术需要考虑其一般健康状况。有众多并发症的患者也不适合接受前列腺癌根治术，既往盆腔手术史或放疗病史也是根治术的相对禁忌。

（二）放疗

1.常规的外放疗

采用标准放射野，以骨盆为标记确定照射范围。前列腺、精囊和淋巴引流区域接受 45～50 Gy/1.8～2.0 Gy 的放疗，随后缩野照射前列腺及精囊，总剂量可达 65～70 Gy。另外，三维适形放疗及调强适形放疗均有很好的治疗效果。

2.前列腺粒子植入治疗

前列腺粒子植入治疗是指在肛门超声引导下往前列腺内植入放射活性物质。粒子植入治疗有着诱人的优势，能够提高放射剂量并且满足适形照射的要求。故可在适应证内应用。

（三）内分泌治疗

第Ⅲ、Ⅳ期前列腺癌以内分泌治疗为主。正如正常前列腺上皮细胞依赖雄激素一样，前列腺癌的细胞大多数依赖雄激素生长繁殖，这就是内分泌治疗的生理性基础。有少数前列腺癌细胞为非雄激素依赖性，会导致内分泌治疗失败。

内分泌治疗主要通过切除产生雄激素的组织、抑制雄激素的合成、降低雄激素对肿瘤的刺激增殖作用、干扰靶组织中雄激素的作用及抑制垂体促性腺激素的释放等途径来进行。

1.手术去势治疗

人体内95%的雄激素由睾丸产生,少量来源于肾上腺及其他组织,通过手术切除双侧睾丸可直接去除睾丸来源的雄激素,患者术后3~12小时血浆睾酮可降至最低水平,并可长期维持。该方法简单有效且费用低。

2.药物去势治疗

(1)雌激素:是最早应用于前列腺癌内分泌治疗的药物。作用机制是通过反馈抑制垂体促性腺激素分泌,从而抑制睾丸产生睾酮。另外雌激素对前列腺癌细胞也有直接的抑制作用。常用量为每天1~3 mg。

(2)促性腺释放激素类似物促进剂:天然促性腺释放激素作用于腺垂体,使之分泌促黄体生成素和促卵泡素,促黄体生成素促使睾丸间质分泌睾酮,促卵泡素刺激睾丸支持细胞产生雄激素结合蛋白。促性腺释放激素类似物促进剂的作用机制为它与垂体的高亲和力,可使促黄体生成素的释放量比正常高15~20倍,大剂量长期给予促性腺释放激素类似物促进剂可致使垂体促性腺激素耗竭,促性腺释放激素受体调节功能降低,使血浆睾酮降至去势水平。目前临床常用的药物有醋酸亮丙瑞林、醋酸戈舍瑞林等。

(3)抗雄激素类药物:这类药物可与内源性雄激素竞争性结合靶器官受体,抑制双氢睾酮进入靶细胞,从而阻断雄激素对前列腺癌细胞的作用。睾丸切除后尚有5%的雄激素由肾上腺合成,故手术去势对雄激素的阻断不完全,应联合使用抗雄激素类药物以提高疗效。该类药物从结构上分为类固醇和非类固醇两大类,前者包括甲地黄体酮和甲黄体酮,后者包括氟他胺、比卡鲁胺等。

(四)化疗

由于前列腺癌化疗效果不佳,内分泌治疗是晚期前列腺癌的主要治疗方法,仅在内分泌治疗失败后可以应用化疗。可选用的化疗药物有环磷酰胺、氟尿嘧啶、雌二醇氮芥、多柔比星、顺铂等。常选用的化疗方案:米托蒽醌+泼尼松(MP方案)、环磷酰胺+氟尿嘧啶+顺铂(CFP方案)、依托泊苷+雌二醇氮芥(EEM方案)、紫杉醇+雌二醇氮芥(PEM方案)等。

第三节　睾　丸　癌

睾丸癌约占人类恶性肿瘤的2%,占泌尿生殖系统肿瘤的3%~9%,是15~

34 岁男性的好发恶性肿瘤之一。睾丸恶性肿瘤有明显的地域分布,北欧和北美的发病率远高于亚洲和非洲。

睾丸恶性肿瘤包括组织形态学和临床表现不同的一大类恶性肿瘤,绝大部分发生于阴囊内睾丸,也可发生于异位睾丸,如腹股沟隐睾或盆腔隐睾。睾丸恶性肿瘤在病理上分为生殖细胞瘤(约占 95%)和非生殖细胞瘤。生殖细胞瘤可分为精原细胞瘤和非精原细胞瘤,约各占 50%。

一、病因

睾丸生殖细胞瘤的病因不明,可能的危险因素主要有以下几种。

(一)隐睾及睾丸发育异常

通常情况下,生长发育过程中睾丸会降到阴囊。隐睾发生恶性肿瘤的危险性显著高于正常下降的睾丸,达 15～45 倍。即使通过手术复位也不能完全防止发生恶变。睾丸发育异常的男性易患睾丸癌。

(二)己烯雌酚

育龄妇女使用己烯雌酚或口服避孕药可导致男孩产生隐睾或发育不全。

(三)Klinefelter 综合征

Klinefelter 综合征是一种性染色体异常综合征,该综合征的特征为睾丸小,伴有细精管透明性变,精子缺乏与不育,身高腿长,尿中促性腺激素增加,男子乳房女性化,主要与第 47 条性染色体 XXY 表型有关。Klinefelter 综合征与纵隔生殖细胞瘤发生率高相关。

(四)遗传与家族史

有研究表明,约 1/3 睾丸癌的发生与遗传因素有关。许多睾丸癌患者存在 21 号染色体短臂的缺失。有过睾丸癌病史的男性对侧睾丸易患癌;有睾丸癌家族病史的人患此病的概率亦高。

(五)生活方式

生活方式中,社会经济地位是与睾丸癌发病明显相关的因素,即睾丸癌发病与较高的社会经济地位有一定相关性。另外,还与吸烟、饮酒、高脂饮食以及久坐、缺乏锻炼等生活习惯相关。

(六)其他

睾丸恶性肿瘤患者常有外伤病史,但没有证据证明外伤与肿瘤发生有关,外伤常常使患者注意到睾丸肿块,因而就诊。流行性腮腺炎病毒引起的病毒性睾丸炎可导致睾丸萎缩,研究证明感染是睾丸恶性肿瘤的病因。

二、病理分类和分期

(一)病理分类

睾丸生殖细胞肿瘤按肿瘤细胞类型主要分为两类:精原细胞瘤和非精原细胞瘤。精原细胞瘤具有育精生殖细胞的形态特征,对放化疗异常敏感。非精原细胞生殖细胞肿瘤包括绒毛膜上皮癌、胚胎癌、卵黄囊瘤和畸胎瘤。

(二)临床分期

睾丸肿瘤的 TNM 分期。

1.原发肿瘤(pT)

除某些 pT_{is} 和 pT_4 外,原发肿瘤都在根治性睾丸切除术后进行病理分期。

pT_x:原发肿瘤无法评估(用于未行根治性睾丸切除术的情况)。

pT_0:无原发肿瘤的证据(如睾丸内组织学为瘢痕)。

pT_{is}:精曲小管内生殖细胞肿瘤形成(原位癌)。

pT_1:肿瘤局限于睾丸和附睾,无血管或淋巴侵犯;或肿瘤可能侵犯白膜但未侵犯鞘膜。

pT_2:肿瘤局限于睾丸和附睾,有血管或淋巴侵犯;或肿瘤侵透白膜累及鞘膜。

pT_3:肿瘤侵犯精索,伴或不伴血管或淋巴侵犯。

pT_4:肿瘤侵犯阴囊,伴或不伴血管或淋巴侵犯。

2.区域淋巴结(N)

N_x:区域淋巴结无法评估。

N_0:无区域淋巴结转移。

N_1:孤立淋巴结转移,最大径$\leqslant 2\ cm$;或多个淋巴结转移,最大径均未超过 $2\ cm$。

N_2:孤立淋巴结转移,最大径超过 $2\ cm$ 但未超过 $5\ cm$;或多个淋巴结转移,其中任一淋巴结的最大径超过 $2\ cm$ 但未超过 $5\ cm$。

N_3:淋巴结转移,最大径超过 $5\ cm$。

3.远处转移(M)

M_x:远处转移无法评估。

M_0:无远处转移。

M_1:远处转移。

M_{1a}:非区域性的淋巴结转移或肺转移。

M_{1b}:其他部位转移。

4.血清肿瘤标志物(S)

S_x:标志物分析未进行或结果不能评价。

S_0:血清肿瘤标志物水平在正常范围内。

S_1:LDH<正常值上限的 1.5 倍和 HCG<5 000 IU/L 和甲胎蛋白(alpha-fetoprotein,AFP)<1 000 μg/L。

S_2:LDH 处于正常值上限的 1.5~10 倍,或 HCG 为 5 000~50 000 IU/L,或 AFP 为 1 000~10 000 μg/L。

S_3:LDH>正常值上限的 10 倍,或 HCG>50 000 IU/L,或 AFP>10 000 μg/L。

三、临床表现

睾丸癌早期症状不明显。典型的临床表现为睾丸逐渐增大的无痛性肿块,半数患者有睾丸沉重下坠和牵拉感,跳跃、跑步、站立过久时症状加重,有时存在疼痛感,挤压或碰击时加重。

腹股沟隐睾肿瘤典型表现为腹股沟肿块和疼痛。腹腔隐睾肿瘤常表现为一侧下腹部进行性增大肿块,有时可引起腹痛或肠梗阻。隐睾肿瘤体检时可发现同侧阴囊内睾丸缺如。

极少数睾丸恶性肿瘤患者的最初症状为肿瘤转移所致。腹膜后转移淋巴结融合成巨块,压迫邻近组织、血管、神经丛时可产生各种压迫症状,如腰背酸痛、下肢水肿;肺转移时可引起咳嗽、咯血。

睾丸癌偶可引起内分泌失调症状,多发生于滋养叶细胞癌、间质细胞癌及胚胎癌患者,表现为男性乳房肥大、性早熟或女性化。

四、诊断

体格检查患侧睾丸增大或扪及肿块,质地较硬,表面光滑,与睾丸界限不清,用手托起较对侧沉重感,透光试验阴性。

(一)影像学检查

B 超和 CT 是睾丸癌诊断常用的影像学检查方法,可与阴囊内其他肿物相鉴别,并可确定腹膜后淋巴结有无转移及转移范围。阴囊 B 超是一项必要的检查,一般纯精原细胞瘤回声中等亮度细小光点,均匀分布;胚胎癌、畸胎瘤及混合性肿瘤,呈混乱不均的声波。对已确诊的睾丸癌,应常规进行腹盆腔 CT 扫描;

如果腹盆腔 CT 扫描提示有腹膜后淋巴结肿大或胸部 X 线检查异常,应行胸部 CT 扫描,进一步了解病情。

(二)实验室检查

AFP 和 HCG 等肿瘤标志物,有助于判断肿瘤组织学性质、临床分期、疗效观察和预后。AFP 是由非精原生殖细胞肿瘤(胚胎癌,卵黄囊肿瘤)产生的血清标志物,精原细胞癌一般无 AFP 升高。绒毛膜上皮细胞癌均表现为 HCG 升高,其他非精原生殖细胞肿瘤 HCG 升高的约为 40% 以上,精原细胞癌仅有 5% 呈 HCG 升高。睾丸癌切除后,若 AFP 或 HCG 持续升高,提示有转移;若切除术后 AFP 和 HCG 降至正常后又升高,表明肿瘤复发;AFP 和 HCG 升高与预后亦有关系。

(三)病理学检查

更进一步明确诊断需要行穿刺或切除活检,但睾丸穿刺细胞学检查穿破各层被膜可能导致肿瘤种植转移,所以应首先考虑经腹股沟睾丸切除术,隐睾患者须行下腹腔剖腹探查。部分病例因粘连较严重而无法全切,可仅做活检或肿瘤部分切除。异位生殖细胞瘤必须做睾丸检查,以除外转移的可能。

五、治疗

睾丸生殖细胞肿瘤的治疗方法主要包括外科手术治疗、放疗和化疗。睾丸癌的预后较好,已成为目前少数可治愈的肿瘤之一。

(一)手术治疗

睾丸癌临床诊断明确后,应及时行患侧根治性睾丸切除,切除范围包括睾丸、附睾和精索,精索要切至腹股沟内环口部位。如果患者该侧有隐睾手术史,应同时做该侧的腹股沟淋巴清扫。腹膜后淋巴结清扫主要用于 I 期和 II 期非精原细胞瘤患者、II_B 期以上的精原细胞瘤化疗后以及 II 期以上的非精原细胞瘤化疗后腹膜后残余病灶的清除。

(二)放疗

精原细胞瘤对放疗非常敏感。I、II 期精原细胞瘤患者应在根治性睾丸切除术后给予辅助放疗,照射范围为腹膜后区域淋巴结,剂量为 25~35 Gy。对既往有过患侧阴囊或腹股沟手术史的患者,照射范围需包括患者腹股沟及盆腔。

(三)化疗

睾丸生殖细胞肿瘤患者是否选择化疗主要根据肿瘤病理类型和临床分期来

确定。以顺铂为主的联合化疗对睾丸癌非常有效,即使是晚期病变,大部分患者也可以获得长期的缓解甚至治愈。全身化疗主要适用于Ⅱ期和Ⅱ期以上的精原细胞瘤和非精原细胞瘤以及经放疗或腹膜后淋巴结清扫术后复发的患者。依托泊苷+顺铂(EP)和博来霉素+依托泊苷+顺铂(BEP)方案等已成为晚期睾丸恶性肿瘤的标准化疗方案,其他常用的化疗方案有顺铂+长春新碱+博来霉素、依托泊苷+异环磷酰胺+顺铂(VIP)。VIP方案主要用于BEP和PVB化疗后失败或者复发的患者。

第七章　血液系统肿瘤

第一节　恶性淋巴瘤

一、概述

恶性淋巴瘤是来源于淋巴网状组织与免疫关系密切的恶性肿瘤,主要发生于淋巴结,也可发生于淋巴结外和非淋巴组织,如肺、胃、肠、骨、皮肤、头颈部器官、男性和女性生殖器官、脑及骨髓等。淋巴瘤又可分为霍奇金淋巴瘤(Hodgkin lymphoma,HL)和非霍奇金淋巴瘤(non-Hodgkin lymphoma,NHL)两大类。

二、发病机制

恶性淋巴瘤的病因,目前倾向于多种因素作用的结果。病毒病因是淋巴瘤中研究较多的,与淋巴瘤关系较密切的病毒有 Epstein-Barr 病毒(epstein-barr virus,EBV)、人类 T 细胞淋巴瘤病毒,其他还有人类疱疹病毒Ⅵ型等。物理病因包括大剂量辐射。化学病因包括接触氯酚、苯、农药、化肥、某些药物及器官移植中用的免疫抑制剂等。免疫因素中值得重点提出的是感染了人类免疫缺陷病毒所致的艾滋病,此病在西方国家发病率高,而并发淋巴瘤的机会也高。遗传因素也有可能。总之,在机体抗病能力低下时,更利于外因发挥作用。

三、病理

根据其病理特性可分为 HL 和 NHL 两种。其临床特征为无痛性、进行性淋巴组织增生,尤以浅表淋巴结为显著,常伴有脾大,晚期有贫血、发热和恶病质等表现。中国恶性淋巴瘤虽相对少见,但近年来新发病例逐年上升,其发病率与病死率占所有恶性肿瘤的第 11~13 位。该病可发生于任何年龄,但以青壮年患者居多,男多于女,城市高于农村。

四、诊断与鉴别诊断

(一)临床表现

1.淋巴结肿大

早期为颈、颌下、耳下、枕后等处浅表淋巴结肿大,亦可蔓延至腋下及腹股沟。淋巴结可从黄豆大小至枣子大小,一般无疼痛,硬度中等,坚韧、均匀、丰满。纵隔淋巴结肿大时,有上腔静脉压迫征及气管膈神经受压征。肠系膜或腹膜后淋巴结肿大时,晚期有局部疼痛压迫症状,腹部可触及肿块。

2.侵及其他器官症状

淋巴组织遍布全身,犯及胃肠可见腹痛、腹部肿块、腹泻、便血;累及皮肤,可发生蕈样肉芽肿、赛塞里综合征;累及其他器官还有其他相应症状。

3.全身症状

晚期为皮痒、发热、消瘦、盗汗、疲乏、贫血等。

(二)诊断要点

除上述临床表现外,以下辅助检查有利于明确本病诊断。

1.实验室检查

(1)血常规及血涂片:血常规一般正常,可合并慢性贫血;HL 可以出现血小板计数增多、白细胞计数增多、嗜酸性粒细胞计数增多;侵袭性 NHL 侵犯骨髓可出现贫血、白细胞及血小板计数减少,外周血可出现淋巴瘤细胞。

(2)骨髓涂片及活检:HL 罕见骨髓受累。NHL 侵犯骨髓,骨髓涂片可见淋巴瘤细胞,细胞体积较大,染色质丰富,灰蓝色,形态明显异常,可见"拖尾现象";淋巴瘤细胞≥20%为淋巴瘤白血病;骨髓活检可见淋巴瘤细胞聚集浸润。部分患者骨髓涂片可见噬血细胞增多及噬血现象,多见于 T 细胞 NHL。

(3)血生化:LDH 增高与肿瘤负荷有关,为预后不良的指标。

(4)脑脊液检查:中高度侵袭性 NHL 临床Ⅲ/Ⅳ期患者可能出现中枢神经系统受累,或有中枢神经系统症状者,需行脑脊液检查,表现为脑脊液压力增高,生化蛋白量增加,常规细胞数量增多,以单核细胞为主,病理检查或流式细胞术检查可发现淋巴瘤细胞。

2.影像学检查

(1)X 线检查:下肢的淋巴管造影对确定腹膜后淋巴结受侵有一定价值;对其他可疑的部位做 X 线摄片和造影检查亦很有诊断价值。

(2)计算机断层成像(computed tomography,CT)检查:对纵隔、肺、肝、脾、腹部、腹膜后、盆腔等部位的占位病变,有很高的诊断价值。

(3)B 超检查:对腹部肿块的定位、范围及与周围脏器的关系有一定帮助。

3.内镜检查

内镜检查对食管、胃肠道、泌尿系统的直接观察和病理活检具有重要意义。

4.开腹检查

开腹检查对腹腔肿瘤诊断不明时有帮助,但对 NHL 应慎用。

浅表淋巴结肿大须与淋巴结的非特异性感染或病毒感染、转移癌、传染性单核细胞增多症等鉴别。凡直径>1 cm 的淋巴结肿大且观察 6 周以上仍不消退者,均应做活检。

无浅表淋巴结肿大的纵隔及肺门肿块,常需与肺癌、结节病相鉴别,一般来说,淋巴瘤的肿块可以较大,发展较快,有时为多发性或双侧性,上腔静脉压迫症状往往不及中央型肺癌明显,支气管镜及 CT 检查有利于两者的鉴别。

对于浅表淋巴结不大,以发热为表现的病例确诊比较困难,疑为恶性淋巴瘤时,可考虑做腹部 CT 检查以发现腹膜后病变,有时可考虑剖腹探查。①慢性淋巴结炎:多有明显的感染灶,常为局灶性淋巴结肿大,有疼痛和触痛,急性发作时有红、肿、热、痛,经抗感染治疗可明显好转。②结核性淋巴结炎:常合并肺结核,OT 试验阳性,局部病变有时可呈限局波动感或破溃,抗结核治疗有效。③淋巴结转移癌:淋巴结转移癌淋巴结常较硬,多个淋巴结转移时其质地软硬不一,可找到原发灶,很少全身淋巴结肿大。

(三)分期

在详细了解病史,进行体格检查、血清学检查、影像学检查、骨髓穿刺及病理组织学检查等的情况下,进行临床分期。HL 原用 1965 年 Rye 会议制定的分期,于1971 年Ann Arbor 会议进行修改,将其分为 4 期,并根据有无全身症状将每一期分为 A、B 两组。此分期被临床医师广泛使用 20 余年,实践证明此分类简单、实用,可指导制定治疗计划及提示预后。在 NHL 因无另外分期,虽然也用此分期,但因各期不同恶性程度的生物学行为的差异较大,所以此分期在使用中总不尽人意。

Ann Arbor 会议制订之临床分期(1971):Ⅰ期侵及 1 个淋巴结区(I),或侵及 1 个单一的结外器官或部位(1E)。Ⅱ期在横膈的一侧,侵及 2 个或更多的淋巴结区(Ⅱ),或外加局限侵犯结外器官或部位(ⅡE)。Ⅲ期受侵犯的淋巴结区在横膈的两侧(Ⅲ)或外加局限侵犯 2 个结外器官或部位(ⅢE)或脾(ⅢS)或两者皆有(ⅢES)。Ⅳ期弥漫性或播散性侵犯 1 个或更多的结外器官,同时伴有或不伴有淋巴结的侵犯。

器官的受侵统一分为 A:无症状。B:无原因的发热 38 ℃以上,连续 3 天以上盗汗;6 个月内无原因的体重下降>10%者。

五、治疗

(一)综合治疗原则

1.HL 的治疗原则

由于 HL 具有多侵犯邻近淋巴结区,较少侵犯结外器官等特点,为大野放疗提供了有利条件,加以有效的联合化疗方案,更提高了晚期 HL 的治愈率。近 30 年来,对 HL 的治疗已有较成熟的经验,治愈率明显提高。如早期(Ⅰ、Ⅱ期)病例,以放疗为主,疗后5 年生存率达 90%;晚期(Ⅲ、Ⅳ期)病例,以联合化疗为主,治愈率也在 50%以上。

2.NHL 的治疗原则

NHL 比 HL 复杂,至今尚无满意的分类方法,加之 NHL 具有跳跃性侵犯及较多的结外侵犯的生物学行为,给治疗带来困难,疗效也远不如 HL。但近年来,尤其对于中高度恶性 NHL,坚持以化疗为主的治疗原则,治愈率也有较大提高。

NHL 因亚型不同,治疗原则亦不同,低度恶性者,因病程进展缓慢而不为患者注意,就诊时多偏晚期,据统计Ⅲ、Ⅳ期约占 80%,生存期的计算以"年"计,中位生存期 6～8 年。它是可以转化为恶性度更高亚型的淋巴瘤,即从滤泡型进而为弥漫型,这是致死的主要原因;此外,还有少数患者发生自然消退现象,此消退可以为部分的也可以是全部的,可一段时间后再出现。总之通过临床实践,目前对低度恶性淋巴瘤患者多主张在治疗上不宜太积极,可根据病情不同,采用严密观察、暂不治疗、单一化疗药物治疗、缓和的联合化疗、稍强的联合化疗、受侵部位放疗、化疗加放疗整合治疗、生物反应调节剂治疗等不同方式,以避免过早、过多地损伤机体。此型淋巴瘤在我国发生率低,只占 NHL 之 5%左右,而在西方国家的发生率则为 45%左右。

中度恶性淋巴瘤较常见,约占整个 NHL 的 60%,多为 B 细胞来源,其生存期的计算以"月"计,临床表现为进展性,具有高度恶性的趋势,如 Nissen 等报道,此型淋巴瘤的中位生存期为 1 年,而高度恶性淋巴瘤的中位生存期为0.9 年,相差不显著,对中度恶性淋巴瘤的治疗原则为积极治疗,其治愈率约为 60%。

高度恶性淋巴瘤的特点为病程短、进展迅速,经常在诊断过程中播散,难以严格分期,所以对其生存期的计算以"周"计,中位生存期为 1 年左右,该型淋巴瘤对化疗很敏感,用药后肿瘤迅速缩小,但经常在肿瘤消失后短期内复发难以控制,所以预后很差,治疗原则需积极、强烈治疗,甚至在初治时即选择骨髓移植(bone marrow transplantation,BMT)或造血干细胞移植等支持下的大剂量化疗加或不加放疗,以期提高目前 30% 治愈率。

(二)西医治疗

1.NHL 按恶性度和分期的具体治疗原则

(1)低度恶性淋巴瘤。①Ⅰ、Ⅱ期:放疗,次全淋巴结照射,扩大野,根治量。②Ⅲ、Ⅳ期联合化疗为主,用 COEP 或 CHOP 方案,必要时局部放疗;或全身低剂量放疗每 5 周 150 cGy。有时采用观察等待的原则,必要时治疗。总之治疗不宜太积极。

(2)中度恶性淋巴瘤。①ⅠA～Ⅱ,ⅡA 期:放疗,全淋巴结照射,根治量,化疗 CHOP 或 BACOP×4 个周期。尤其弥漫性大细胞型,应予以重视(部分患者可先用化疗,再用放疗)。②ⅡB 及 ⅡA 期:侵犯范围广者,化疗 2～3 个周期再行放疗,全淋巴结照射化疗(化疗总周期数在 6 个周期以上)。③Ⅲ、Ⅳ期以联合化疗为主,必要时局部放疗。

(3)高度恶性淋巴瘤:以积极的全身化疗为主,必要时给予局部放疗。用骨髓移植、或自体造血干细胞移植及在集落刺激因子(colony stimulating factor,CSF)支持下的强烈化疗,根据病情加或不加放疗。

对低、中、高度淋巴瘤复发的病例的处理原则:或采用比原治疗方案强的化疗方案,或改换新化疗方案,或在骨髓移植、自体造血干细胞移植、G-CSF 等支持下进行强烈化疗,必要时加放疗。

2.恶性淋巴瘤治疗后的远期并发症

(1)一般性并发症:与淋巴瘤疾病本身和治疗有关的免疫缺陷及带状疱疹等;感染,败血症;胸腺增生;甲状腺功能低下;男(女)性性功能低下,不育(孕);放疗后急性心包炎,心肌病或慢性心包炎;急、慢性肺炎,肺纤维化;无血管性坏死;牙齿松动、脱落及口腔干燥;生长发育迟缓等。

(2)继发另外的恶性肿瘤:包括骨髓增生异常综合征;继发白血病,以急性非淋巴细胞白血病多见;继发 NHL;继发实体瘤较少见,如骨和软组织肿瘤、肺癌、乳腺癌、甲状腺癌、恶性黑素瘤、头颈部癌等。

3.NHL 常用的联合化疗方案

(1)COEP:环磷酰胺 600 mg/m² 静脉注射,第 1 天、第 8 天;长春新碱 1.4 mg/m² 静脉推注,第 1 天、第 8 天;依托泊苷 60mg/m² 静脉滴注,第 2 天或第 6 天;PDN(泼尼松)40 mg/m² 顿服,第 1 天。21 天为一周期。

(2)CHOP:环磷酰胺 750 mg/m² 静脉注射,第 1 天;多柔比星 40 mg/m² 静脉推注,第 1 天(或表柔比星 50 mg/m² 静脉推注,第 1 天);长春新碱 1.4 mg/m² 静脉推注,第 1 天;PDN 100 mg/m² 口服,第 1 天~第 5 天。21 天为一周期。

(3)BACOP 方案:博来霉素 10 mg/m² 肌内注射,第 15 天、第 22 天(或平阳霉素 8~10 mg/m² 肌内注射,第 15 天、第 22 天);多柔比星 25 mg/m² 静脉推注,第 1 天、第 8 天;环磷酰胺 650 mg/m² 静脉注射,第 1 天、第 8 天;长春新碱 1.4 mg/m² 静脉推注,第 1 天、第 8 天;PDN 60 mg/m² 顿服,第 15 天。

(4)PE 方案(解救方案):顺铂 30 mg/m² 静脉注射,第 1 天(适当水化、利尿、止吐);依托泊苷 60 mg/m² 静脉滴注,第 6 天(或依托泊苷胶囊每次 50 mg 口服 10 天)。

第二节 多发性骨髓瘤

一、概述

多发性骨髓瘤是浆细胞在骨髓内恶性增殖伴单克隆免疫球蛋白产生为特征的一种克隆性血液病。主要表现为骨髓瘤细胞增生、浸润和破坏骨组织及髓外其他组织,出现骨痛、病理性骨折、出血、贫血,以及骨髓瘤细胞产生大量异常免疫球蛋白(M 蛋白)而出现感染、高钙血症、肾脏病变、高黏血症、淀粉样变等。我国骨髓瘤发病率约为 1/10 万,低于西方国家(约 4/10 万)。发病年龄在 50~60 岁,40 岁以下者较少见,男女之比为 3∶2。本病约占血液系统恶性肿瘤的 10%。随着我国人口老龄化速度加快,发病率有逐年升高趋势。

二、发病机制

发病机制尚不明确。遗传、环境因素、化学物质、电离辐射、病毒感染、慢性炎症和抗原刺激都可能与骨髓瘤发病有关。

三、病理

染色体异常在多发性骨髓瘤的发病机制中具有重要意义。一些细胞因子的异常可影响正常 B 细胞激活、发育和分化，对骨髓瘤的发生、发展均起到关键性作用，以 IL-6 为中心的细胞因子网络失调可引起骨髓瘤细胞增生。骨髓微环境对于骨髓瘤细胞的生长与生存也至关重要。

四、诊断与鉴别诊断

(一)临床表现

约 20% 的多发性骨髓瘤患者可以完全无症状，因体检或其他疾病行血液学检查而发现。而大多数患者有非特异性的症状，如疲劳、乏力、虚弱、体重减轻或表现为因浆细胞异常增生影响到相应的器官及组织而引起的一种或多种症状和体征，例如血液学表现、神经病变、骨病变、感染、各个脏器功能的异常等。

1.血液学表现

诊断时约 60% 的患者有贫血，15% 的患者白细胞计数减少，15% 的患者血小板计数下降。外周血中见有核红细胞和幼稚白细胞。贫血的主要原因是骨髓中大量生长的肿瘤细胞抑制了红细胞系的生长；其他因素如肾功能异常、促红细胞生成素减少、出血以及血液中超量的异常免疫球蛋白的稀释作用加重了贫血。患者有头昏眼花、乏力等全身症状，少数有出血倾向。

2.肾功能异常

肾功能异常是多发性骨髓瘤严重的并发症。急性或慢性肾功能异常都可能发生。诊断时肾功能异常占 15%～20%，病程中发展到 50%。尿毒症是多发性骨髓瘤死亡的主要原因之一。肾功能异常的原因是多方面的，最常见的是由于轻链堵塞肾小管引起间质性肾炎，即所谓的骨髓瘤肾。另一主要原因是因高钙血症引起渗透性利尿和低血容量导致肾前性氮质血症。其他因多发性骨髓瘤而导致肾衰竭的原因包括应用非甾体抗炎药物止痛，高尿酸血症，化疗药物对肾脏的毒性，静脉用放射性造影剂，钙在肾脏中的沉积和肾结石等。

3.骨破坏

多发性骨髓瘤表现为多发性溶骨性改变占 70%。单个溶骨性破坏或广泛性骨质稀疏占 15%。15% 患者的发射型计算机断层成像无明显放射性异常浓聚。最常见的骨破坏部位是颅骨、脊柱、肋骨、骨盆、长骨近端。而发生骨折的部位依次是椎体、肋骨、股骨、胸骨、髂骨、肱骨和锁骨。胸腰椎压缩性骨折是造成截瘫的主要原因。目前认为多发性骨髓瘤的骨破坏由多种因素引起,主要机制是成骨和溶骨的失平衡。骨髓中的肿瘤细胞、基质细胞、溶骨细胞、成骨细胞和调节微环境的因子,在骨破坏中起作用,使溶骨活性增加,成骨能力下降,引起全身多处骨骼溶骨性破坏。

4.高钙血症

多发性骨髓瘤的骨破坏导致大量钙释放,可引起高钙血症。在多发性骨髓瘤的各个病期中欧美人的高钙血症发生率为 $25\%\sim50\%$,中国人相对少见。症状的严重性与血中游离钙的水平和高血钙出现的速度快慢相关。快速出现的中度血钙升高即可有感觉迟钝,昏迷。而逐渐升高的高血钙,在血钙 >3.8 mmol/L时仅有轻度症状。高血钙的早期表现有多尿、夜尿症、烦渴、厌食、疲劳、虚弱。晚期症状有表情淡漠、易怒、沮丧、注意力不集中、昏迷、肌无力、恶心呕吐、腹痛、顽固性便秘、胃酸分泌增加、急性胰腺炎、瘙痒、视力模糊等。长期卧床可加重高钙血症。高钙血症是多发性骨髓瘤患者肾衰竭的主要原因,也是肿瘤急症,应及时发现,及早处理。

5.感染

多发性骨髓瘤患者异常增生的单克隆浆细胞抑制了正常免疫球蛋白生成。体液免疫和细胞免疫都有缺陷,很容易发生感染。治疗多发性骨髓瘤时应用的大剂量皮质激素能增加感染的危险性。肺炎是最常见的感染,以往肺炎链球菌、葡萄球菌、流感嗜血杆菌是最常见的病原体。近年来,革兰氏阴性菌较常见。感染亦是多发性骨髓瘤的死亡原因之一。

6.神经系统病变

约 15% 的患者因硬膜外的多发性骨髓瘤引起脊髓和神经根压迫症状。椎体压缩性骨折可导致脊髓压迫、截瘫或脊髓神经根压迫产生根性症状。颅内和脑膜的多发性骨髓瘤很少见。

7.高黏滞血症

5% 的多发性骨髓瘤患者有高黏滞血症,在 IgA 型中发生率高,IgG 型中较少见。血黏滞度升高,引起组织淤血、缺氧,影响神经系统、肾、肺功能,出现相应的症状,引起神经功能紊乱、视力障碍、充血性心力衰竭。

8.淀粉样变

淀粉样变发生率为 $10\%\sim15\%$。由轻链蛋白质和多糖复合物广泛沉积在各器官组织,累及舌、腮腺、心脏、肾、神经系统、皮肤。引起心力衰竭、肾病、巨舌等症状。

9.凝血障碍

多发性骨髓瘤有血小板计数减少,血管受损。黏膜皮肤出血,有瘀斑、瘀点。疾病晚期可因颅内出血而死亡。

10.髓外浆细胞瘤

髓外浆细胞瘤相对少见。在上呼吸道、口咽部、消化道、性腺、乳腺、脾、皮肤、软组织等处出现肿块,由活检证实,而骨髓检查正常。髓外浆细胞瘤很少发生在淋巴结。

(二)辅助检查

除上述临床表现外,下列辅助检查有助于本病的明确诊断。

1.实验室检查

(1)血象:贫血可为首见征象,多属正常细胞性贫血。血片中红细胞排列成钱串状(缗钱状叠迭),可伴有少数幼粒、幼红细胞。血沉显著增快。晚期骨髓瘤细胞在血中大量出现,形成浆细胞白血病。

(2)骨髓检查:异常浆细胞>10%,并伴有质的改变。该细胞大小形态不一。细胞质呈灰蓝色,有时可见多核(2~3个核),核内有核仁1~4个,核旁淡染区消失,胞浆内可有少数嗜苯胺蓝颗粒,偶见嗜酸性球状包涵体或大小不等的空泡。核染色质疏松,有时凝集成大块,但不呈车轮状排列。自骨压痛处穿刺,可提高阳性率。

(3)血液生化检查。①单株免疫球蛋白血症的检查。蛋白电泳:血清或尿液在蛋白电泳时可见一浓而密集的染色带,扫描呈现基底较窄单峰突起的M蛋白。固定免疫电泳:可确定M蛋白的种类并对骨髓瘤进行分型。血清免疫球蛋白定量测定:显示M蛋白增多,正常免疫球蛋白减少。②血钙、磷测定:因骨质破坏,出现高钙血症,血磷正常。本病的溶骨不伴成骨过程,通常血清碱性磷酸酶正常。③血清β_2微球蛋白和血清清蛋白:β_2微球蛋白由浆细胞分泌,与全身骨髓瘤细胞总数有显著相关性。血清清蛋白量与骨髓瘤生长因子IL-6的活性呈负相关。均可用于评估肿瘤负荷及预后。④C反应蛋白和血清乳酸脱氢酶(lactate dehydrogense,LDH):LDH与肿瘤细胞活动有关,C反应蛋白和血清IL-6呈正相关,故可反映疾病的严重程度。⑤尿和肾功能:90%的患者有蛋白尿,血清尿素氮和肌酐可增高。约半数患者尿中出现本周蛋白。本周蛋白由游离轻链κ或λ构成,分子量小,可在尿中大量排出;当尿液逐渐加温至45~60℃时,本周蛋白开始凝固,继续加热至沸点时重新溶解,再冷至60℃以下,又出现沉淀;尿蛋白电泳时出现浓集区带。

2.细胞遗传学

染色体的异常通常为免疫球蛋白重链区基因的重排。染色体异常包括 del（13）、del（17）、t（4；14）、t（11；14）及 1q21 扩增等。

3.影像学检查

骨病变 X 线表现：①典型为圆形、边缘清楚如凿孔样的多个大小不等的溶骨性损害，常见于颅骨、盆骨、脊柱、股骨、肱骨等处；②病理性骨折；③骨质疏松，多在脊柱、肋骨和盆骨。为避免急性肾衰竭，应禁止对骨髓瘤患者进行 X 线静脉肾盂造影检查。CT 扫描可以作为常规检查，可早期发现骨质破坏及病程中出现的溶骨改变。在多数病例，放射性核素骨扫描（发射型计算机断层成像）检查没有必要作为多发性骨髓瘤骨病的常规检查，但对于肋骨、椎体及胸骨的骨损害则较敏感。磁共振成像（magnetic resonance imaging，MRI）比普通 X 线更敏感，有助于病变定位、脊髓压迫的确诊。

（三）诊断要点

1.国内诊断标准

国内诊断标准：①骨髓中浆细胞＞15％，且有形态异常；②血清有大量的 M 蛋白（IgG＞35 g/L，IgA＞20 g/L，IgM＞15 g/L，IgD＞2 g/L，IgE＞2 g/L）或尿中本周蛋白＞1 g/24 h；③溶骨病变或广泛的骨质疏松。诊断 IgM 型时一定要具备 3 项。仅有①、③两项者属未分泌型。如仅有①、②项者须除外反应性浆细胞增多及意义未明单克隆球蛋白血症。

2.国外诊断标准

国外诊断标准：①骨髓中异常浆细胞≥10％或组织活检证实为浆细胞瘤；②血清中出现大量单克隆免疫球蛋白（M 蛋白）：IgG＞35 g/L；IgA＞20 g/L；IgD＞2.0 g/L；IgE＞2.0 g/L；IgM＞15 g/L 或尿中免疫球蛋白轻链＞1.0 g/24 h；③无其他原因的溶骨病变或广泛性骨质疏松。多发性骨髓瘤的诊断必须满足以上 3 点，如果患者血或尿中检测不到 M 蛋白，但骨髓内异常浆细胞数≥30％或活检证实为浆细胞瘤，则被认为是未分泌型骨髓瘤；如果只有孤立的浆细胞瘤或骨质疏松一条证据，诊断骨髓瘤尚需满足骨髓内异常浆细胞数≥30％。

（四）临床分期

血清 β_2 微球蛋白水平与体内骨髓瘤细胞水平密切相关，可以根据血清 β_2 微球蛋白的水平进行临床分期（ISS 分期）。

（1）Ⅰ期：血清 β_2 微球蛋白＜3.5 mg/L，血清清蛋白＞35 g/L。

（2）Ⅱ期：血清 β_2 微球蛋白 3.5～5.5 mg/L；血清 β_2 微球蛋白<3.5 mg/L，血清清蛋白<35 g/L。

（3）Ⅲ期：血清 β_2 微球蛋白>5.5 mg/L，血清清蛋白<30 g/L。

（五）鉴别诊断

1.其他浆细胞增多性疾病

骨髓中反应性浆细胞增多可见于传染性单核细胞增多症、急性风湿热、类风湿、系统性红斑狼疮、慢性肾炎、肝硬化、骨髓转移瘤、淋巴瘤及慢性炎症等；相对性浆细胞增多可见于再生障碍性贫血、粒细胞缺乏症等。但其浆细胞大多不超过 10%，且多为成熟浆细胞。反应性浆细胞的免疫表型为 $CD38^+$、$CD56^-$，与骨髓瘤细胞 $CD38^+$、$CD56^+$ 不同，IgH 基因克隆性重排阴性且不伴有 M 蛋白。

2.其他 M 蛋白血症

出现 M 蛋白应与意义未明单克隆球蛋白血症鉴别，该症无骨骼病变，骨髓中浆细胞增多不明显，单克隆免疫球蛋白一般少于 10 g/L，且历数年而无变化，β_2 微球蛋白水平正常；本病还应与其他产生 M 蛋白的疾病鉴别，如原发性巨球蛋白血症、重链病、慢性 B 细胞白血病、B 细胞淋巴瘤、原发性淀粉样变和反应性单克隆球蛋白，后者偶见于慢性肝炎、胶原病等。

3.其他引起骨痛及骨质破坏性疾病

骨髓转移癌、老年性骨质疏松、肾小管性酸中毒、甲状旁腺功能亢进亦可见骨痛、骨质破坏。除骨髓转移癌外，均无蛋白，无浆细胞增多；且甲状旁腺功能亢进者血清碱性磷酸酶显著增多（多发性骨髓瘤可见正常），骨髓中成骨细胞及破骨细胞增多。另外，骨结核亦可见骨质破坏的病理性骨折但部位单一，可见有其他部位结核，抗结核治疗有效，无浆细胞增多及高球蛋白血症。

五、治疗

（一）化疗

无症状的，或是分期为Ⅰ期的骨髓瘤，最初的治疗强调观察，先观察 3～6 个月。活动性有症状的，Ⅱ期及以上的骨髓瘤按系统性骨髓瘤进展期进行治疗。

对于预备行移植的患者，初始治疗包括长春新碱＋多柔比星＋地塞米松（VAD 方案），地塞米松单药，沙利度胺＋地塞米松（TD 方案），脂质体多柔比星＋长春新碱＋地塞米松（DVD 方案），来那度胺＋地塞米松，硼替佐米＋多柔比星＋地塞米松（PAD）等方案。

不准备行移植的患者初始治疗包括 VAD 方案，地塞米松单药，沙利度胺＋

地塞米松,DVD 方案,马法兰＋泼尼松(MP 方案),马法兰＋泼尼松＋沙利度胺(MPT 方案),马法兰＋泼尼松＋硼替佐米(MPB 方案)。目前认为 MPT 方案应该作为初诊老年骨髓瘤患者的标准治疗方案。

(二)造血干细胞移植

自体造血干细胞移植治疗多发性骨髓瘤始于 20 世纪 80 年代。多个历史对照和随机临床研究显示,自体造血干细胞移植较传统化疗可提高治疗的反应率、完全缓解率、无事件存活率和/或总存活率,而治疗反应程度与生存相关。因此,自体造血干细胞移植在欧美国家已成为年轻、适合移植(年龄≤65 岁、肾功能正常和一般状况良好)骨髓瘤患者的一线标准治疗方法。双次移植有可能进一步提高治疗反应率、无事件存活率和/或总存活率。预处理一般多采用大剂量美法仑($140 \sim 200$ mg/m^2)和分次全身放疗。

(三)维持治疗

沙利度胺已作为骨髓瘤维持治疗的常规药物之一。常规化疗后给予强地松维持治疗可能是有益的。应用帕米磷酸二钠加反应停维持治疗可显著改善无进展生存期。其他的新型生物靶向药物,如来那度胺用于骨髓瘤维持治疗的临床试验也正在进行中。不推荐将 α-干扰素作为常规维持治疗。

(四)骨质破坏的治疗

双磷酸盐有抑制破骨细胞的作用,常用帕米膦酸钠、唑来膦酸钠,静脉滴注,每月 1 次,可减少疼痛,部分患者有骨质修复。放射性核素内照射可以减少疼痛。

(五)其他并发症

高钙血症治疗上予以水化、利尿剂、二磷酸盐、糖皮质激素、降钙素。血浆置换可以作为有症状的高黏滞血症的辅助治疗。贫血尤其是伴有肾衰竭的患者可以给予促红细胞生成素治疗。感染是多发性骨髓瘤患者比较常见的并发症,对于反复出现的严重感染,可以静脉予以免疫球蛋白治疗,肺炎球菌和流感疫苗也可以考虑。如果应用大剂量的地塞米松方案,也需要考虑到预防卡氏肺囊虫肺炎、疱疹和真菌感染。单用硼替佐米治疗时需考虑带状疱疹的预防治疗。维持充分的水化同时避免应用非甾体抗炎药,可以降低肾功能不全发生的概率,肾功能不全并不是移植的禁忌证。长期使用二膦酸盐时,应监测肾功能。以沙利度胺为基础的治疗方案或是应用雷利度胺和地塞米松治疗,需要考虑预防性抗凝。

第八章 妇科肿瘤

第一节 外 阴 癌

外阴癌发病率不高,占所有女性恶性肿瘤的 1%以下,占女性生殖道原发性恶性肿瘤的 3%~5%。外阴癌多见于老年人,近年来发病患者群趋向年轻化,<40 岁的患者占 40%。约 80%的原发性外阴癌为鳞状细胞癌,其他包括恶性黑色素瘤、基底细胞癌、疣状癌、Paget 病、腺癌、前庭大腺癌、肉瘤及其他罕见的外阴恶性肿瘤等。虽然外阴癌位于体表易于早期发现,但传统观念常常拖延了患者就诊的时机。而且由于多数患者伴有长期的外阴良性疾病史或合并其他妇科疾病,临床上容易误诊。对外阴癌的治疗强调个体化和综合治疗。近年来,随着对临床外阴癌认识的深入和放疗、化疗的发展,外阴癌手术范围趋于缩小,医师重视保留外阴的生理功能,减轻术后患者生理及心理上的创伤。综合应用放疗及化疗,在提高疗效的同时,可有效改善患者的生活质量。外阴癌患者的 5 年生存率为 52%~85%,预后与腹股沟淋巴结是否转移密切相关。由于发病率低,病例数较少,临床随机研究很少,对外阴癌的治疗方式需要更进一步的研究。

一、病因

流行病学调查发现,外阴癌可分为与人乳头状瘤病毒(human papilloma virus,HPV)感染有相关性和无相关性两大类。

(1)与 HPV 感染有相关性的外阴癌患者:多为年轻妇女,可能有外阴湿疣的病史,吸烟可能是这一类外阴癌发病的危险因素。外阴癌患者的 HPV 感染以 HPV16、18、31 型多见,这类患者的病理类型多为鳞癌。

（2）与 HPV 感染无相关性的外阴癌患者：多为老年妇女，无吸烟史，与外阴的慢性营养障碍，如外阴硬化性苔藓、外阴增生性营养障碍等有关，可合并有外阴上皮内瘤样病变（vulvar intraepithelial neoplasia，VIN）。肥胖、高血压、糖尿病、免疫功能低下可能与这类外阴癌的发生有一定关系，但并非独立的危险因素。

对有上述危险因素者，特别是有外阴硬化性苔藓或 VIN，以及生殖道其他部位恶性肿瘤的患者，应定期检查外阴，必要时可行阴道镜检查进一步评估。

二、临床表现

外阴癌多见于绝经后妇女。一些患者有外阴前驱病变的病史，如外阴硬化性苔藓、外阴增生性营养障碍等。最常见的症状是外阴瘙痒、局部肿块或溃疡，可伴有疼痛、出血、排尿困难及阴道排液，少部分患者可没有任何症状。

根据病灶部位分为中线型和侧位型，前者包括位于阴道口、尿道口、肛门、会阴后联合及会阴体的病灶，后者包括位于大小阴唇的病灶。可表现为单个或多发结节、菜花样肿物或浸润性溃疡。最多见的部位是大阴唇，其次是小阴唇、阴蒂、会阴体，可累及肛门、尿道和阴道。可出现一侧或双侧腹股沟淋巴结的肿大，甚至溃疡。

妇科检查时应注意外阴肿物的部位、大小、质地、活动度、与周围组织的关系，注意双侧腹股沟区是否有肿大的淋巴结。并应仔细检查阴道、子宫颈、子宫及双侧附件区，以排除其他生殖器官的转移瘤。

三、病理诊断

对体检发现的任何外阴病变在治疗前均应行活检，病理确诊。活检组织应包括病灶、病灶周围的皮肤和部分皮下组织。推荐在局麻下行病灶切取活检（楔形切除或使用 Keyes 活检器），多发病灶需从各病灶多处取材。对较小的病灶不宜先行切除，应先行活检明确肿瘤浸润深度以便确定手术范围，如活检病变间质浸润深度≥1 mm，病灶直径≥2 cm，须行局部广泛切除术完整切除病灶，进行连续切片以正确评估浸润深度，若浸润深度不超过 1 mm，不需后续治疗。

VIN 在某些情况下被认为是外阴癌的癌前期病变，其分类多年来一直有所变化。2004 年国际外阴阴道疾病研究协会公布的分类中不再使用 VIN$_1$，而 VIN$_2$ 及 VIN$_3$ 则统一简称为 VIN，并将 VIN 分为以下几种：①寻常型 VIN（疣状，基底细胞样和混合型），其中多数病例与 HPV 感染相关。②分化型 VIN（dVIN），主要见于年长妇女，常与外阴硬化性苔藓和/或鳞状上皮过度增生相关。

在 2015 年公布的最新分类中,国际外阴阴道疾病研究协会将 VIN 分为以下几种:①外阴低级别上皮内瘤变,包括扁平湿疣或 HPV 感染的表型。②外阴高级别上皮内瘤变,包括寻常型 VIN 或 HPV 感染相关的 VIN。③分化型 VIN,通常是 HPV 感染非相关性的 VIN,具有外阴癌发病的高风险因素,最终可进展为浸润性外阴癌。

病理报告应包括以下内容。①肿瘤浸润深度:必要时进行连续切片确定浸润的深度,以协助制订进一步治疗方案。②病理组织学类型:鳞状细胞癌是外阴癌最常见的类型,其次为恶性黑色素瘤、基底细胞癌、派杰特(Paget)病、疣状癌、腺癌、前庭大腺癌、肉瘤等。③组织病理学分级(G)。G_x:分级无法评估;G_1:高分化;G_2:中分化;G_3:低分化。④脉管间隙受累:若肿瘤呈浸润性生长或有淋巴血管间隙受累,则局部复发率较高,预后较差。⑤手术后的病理报告应包括转移淋巴结的数量、转移灶大小,以及是否有囊外扩散。

四、辅助检查

(1)子宫颈涂片细胞学检查。

(2)阴道镜检查:了解子宫颈和阴道是否同时发生病变,如子宫颈上皮内病变或阴道上皮内瘤变(vaginal intraepithelial neoplasia,VAIN)。

(3)盆腔和腹腔计算机断层成像(computed tomography,CT)/磁共振成像(magnetic resonance imaging,MRI)检查:有助于了解相应部位的淋巴结及周围组织器官受累的情况。

(4)对晚期患者,可通过膀胱镜、直肠镜检查了解膀胱黏膜或直肠黏膜是否受累。

(5)对临床可疑转移淋巴结或其他可疑转移病灶必要时可行细针穿刺活检。

(6)建议常规行子宫颈及外阴病灶 HPV-DNA 检测及梅毒抗体检测。

五、分期

1994 年国际妇产科联盟(International Federation of Gynecology and Obstetrics,FIGO)修订的外阴癌手术-病理分期存在着一些问题,如仅依据临床检查评估腹股沟淋巴结有无转移,准确性不高;以病灶大小是否超过 2 cm 区分Ⅰ期和Ⅱ期,预后无差别;而同为Ⅲ期的患者预后差别却甚大,且没有考虑转移淋巴结的数量、大小和淋巴结囊外受累的情况等。2009 年 5 月,FIGO 公布了再次修订后的外阴癌分期。

外阴癌分期(FIGO,2009 年)。

Ⅰ期:肿瘤局限于外阴,淋巴结无转移。

Ⅰ$_A$期:肿瘤局限于外阴或会阴,最大直径≤2 cm,间质浸润≤1.0 mm。

Ⅰ$_B$期:肿瘤最大直径>2 cm或局限于外阴或会阴,间质浸润>1.0 mm。

Ⅱ期:肿瘤侵犯下列任何部位(下1/3尿道、下1/3阴道、肛门),淋巴结无转移。

Ⅲ期:肿瘤有(或无)侵犯下列任何部位(下1/3尿道、下1/3阴道、肛门),有腹股沟-股淋巴结转移。

Ⅲ$_A$期:1个淋巴结转移(≥5 mm),或1~2个淋巴结转移(<5 mm)。

Ⅲ$_B$期:≥2个淋巴结转移(≥5 mm),或≥3个淋巴结转移(<5 mm)。

Ⅲ$_C$期:阳性淋巴结伴囊外扩散。

Ⅳ期:肿瘤侵犯其他区域(上2/3尿道、上2/3阴道)或远处转移。

Ⅳ$_A$期:肿瘤侵犯下列任何部位(上尿道和/或阴道黏膜、膀胱黏膜、直肠黏膜)或固定在骨盆壁或腹股沟-股淋巴结出现固定或溃疡形成。

Ⅳ$_B$期:任何部位(包括盆腔淋巴结)的远处转移。

新分期的变化有以下几点。

(1)病灶局限于外阴,无淋巴结转移,不论病灶大小都归为Ⅰ期。而Ⅰ$_A$期和Ⅰ$_B$期的区别不仅有浸润深度的不同(1.0 mm为界),还有肿瘤大小的区别(2 cm为界)。

(2)Ⅱ期的标准也要求淋巴结阴性,不论肿瘤大小,如果侵犯了邻近会阴组织,包括下1/3尿道、下1/3阴道或肛门就属于Ⅱ期,而这种情况在1994年的分期中属于Ⅲ期。

(3)Ⅲ期最基本的诊断标准是腹股沟淋巴结阳性,而不论肿瘤大小和有无邻近会阴组织受累。并且,根据淋巴结转移的数量和转移灶的大小,以及有无囊外扩散,Ⅲ期又分A、B、C 3个亚分期。

(4)Ⅳ$_A$期增加了"上2/3阴道受侵"的情况。此外,重要的改变是依据转移淋巴结的状态(如固定或溃疡形成),而不再是依据侧别(双侧淋巴结转移)诊断Ⅳ$_A$期。

六、治疗

(一)VIN的处理

近年来,VIN的发病率在性生活活跃的年轻妇女中渐趋增加。VIN的自然病史尚不完全确定,有一定的恶变潜能,有2%~4%的VIN进展为浸润癌,但约有38％的VIN可以自行消退。在治疗前应通过多点活检确定病变是否完全为上皮内瘤样病变。

1.外阴低级别上皮内瘤变的处理

（1）定期观察：大多数外阴低级别上皮内瘤变可自行消退，可以定期行阴道镜检查。如果无明显症状且病变未发生变化，可暂时不予治疗。

（2）对有症状者，可选择外用药物，如氟尿嘧啶软膏、咪喹莫特软膏等，或激光治疗。

2.外阴高级别上皮内瘤变和dVIN的处理

多采用外阴表浅上皮局部切除术，切缘超过病灶外1 cm即可，注意保存外阴基本的解剖构型。由于阴蒂较少受累，故一般都能保留阴蒂及其正常功能，这对于年轻妇女尤为重要。如果病变累及小阴唇或阴蒂，则更多采用激光气化或部分切除。如病变较广泛或为多灶性，可考虑行外阴皮肤切除术。这种方法切除了病变处的表皮层及真皮层，保留了皮下组织，尽量保留阴蒂，从而保留了外阴的外观和功能。必要时进行植皮。可使用咪喹莫特药物治疗，有研究报道使用该药物治疗缓解率可达35％～81％。

应该向患者说明，即使切除了病变，仍有复发的可能，而复发并不一定就是治疗的失败。妇科医师应向患者清楚解释这种疾病的性质特点，以及病变本身的自然病史，并告知随访检查的重要性。

（二）外阴浸润癌的处理

1.治疗原则

外阴癌的治疗必须遵循治愈疾病和最大程度保留正常组织的原则，按照原发病灶位置及是否侵犯邻近器官（尿道、阴道、肛门直肠）及腹股沟淋巴结的情况，进行个体化治疗方案的设计。对于局部晚期患者，更要分别考虑原发病灶和腹股沟淋巴结的情况，再制定适宜的整体治疗方案，以期最大可能治愈患者和最小的治疗相关性并发症。

（1）手术治疗：外阴癌的治疗以手术治疗为主，强调个体化、多学科综合治疗。手术治疗为首先考虑的治疗手段，传统的手术方式是广泛的全外阴切除及腹股沟淋巴结清扫术，有时还附加盆腔淋巴结清扫术。长期以来，这种传统的手术方式普遍应用于各种不同期别及不同组织学类型的外阴癌，虽取得了较好的治疗效果，但这种不加选择的广泛切除方式给患者造成的创伤较大，大多数患者手术伤口不能一期愈合，需要长期换药或植皮，伤口愈合后其瘢痕形成使外阴严重变形，对性生活或心理影响较大。此外，老年患者对这种创伤性较大的手术耐受性差,易发生各种并发症。手术后出现的下肢淋巴水肿也给患者带来很大的困扰,严重影响患者的生活质量。近年来研究发现,手术范围趋于缩小的改良手术方式并不影响早期患者的预后,对晚期患者应重视与放疗、化疗相结合的综合治疗。

(2)放疗:是外阴癌综合治疗的重要组成部分,一般用于外阴病灶侵犯邻近器官,如果直接手术需行改道患者的术前治疗,但不作为早期外阴癌的首选治疗。研究表明,对淋巴结转移患者进行术后腹股沟区及盆腔放疗可改善生存,减少复发。外阴肿瘤大或侵及尿道、肛门者,放疗后部分患者仍需切除残留病灶或瘤床,可保留尿道和肛门括约肌功能。少数由于心、肝、肾功能不全而不宜接受手术治疗的患者,或因肿瘤情况无法手术治疗的患者,可选择全量放疗。

(3)化疗。化疗在外阴癌治疗中的地位尚存在一定争议,其应用主要有以下几个方面:①作为手术前的新辅助治疗,缩小肿瘤以利于后续的治疗;②与放疗联合应用治疗无法手术的患者;③作为术后的补充治疗,可单独使用或与放疗联用;④用于复发患者的治疗。由于外阴癌发病率低,病例数少,化疗对外阴癌的作用尚缺乏高级别循证医学的证据。

2.外阴微小浸润癌(I_A期)的处理

外阴微小浸润癌定义为肿瘤直径≤2 cm及浸润深度≤1 mm的单个外阴病灶。应行外阴广泛性局部切除术。通常不需要切除腹股沟淋巴结。

3.早期外阴癌的处理

早期外阴癌被定义为肿瘤局限于外阴,未侵犯邻近器官,且临床无可疑淋巴结转移者。

(1)原发病灶的治疗:尽可能手术切除原发病灶。如果病变局限,推荐采用外阴广泛性局部切除术。手术切除范围应包括癌灶周围至少1 cm宽的外观正常的组织,深度应至尿生殖膈下筋膜,达阔筋膜及耻骨联合筋膜水平。如果癌灶在阴蒂部位或其附近,则应切除阴蒂。研究表明,与传统外阴广泛切除术相比,此保守性术式在预防局部复发方面疗效相当,可减少术后对患者心理的影响。如果同时存在 VIN 或硬化性苔藓,应该切除病变部位的表浅皮肤组织以控制症状;若怀疑有潜在的浸润性病灶,则切除深度同浸润癌。

对病灶较大(>4 cm)特别是病灶靠近尿道或肛门的病例,可根据具体情况选择以下治疗:①经评估无须改道手术的患者可直接进行相对广泛的手术。例如在估计不会引起尿失禁的情况下可以切除尿道远端1 cm。若手术切缘邻近癌灶(≤5 mm),又无法再行扩大切除,术后应补充局部放疗。某些病例可加用近距离放疗阳性切缘,但应注意避免组织坏死的出现。②如果手术需行肠管造瘘或尿路改道,可先行放疗和同期化疗,以期使保留尿道和肛门成为可能。若计划手术治疗,术前放疗剂量不宜超过 55 Gy。部分患者同期放化疗后可能达到完全缓解。同期放化疗时常用的化疗药物为顺铂、氟尿嘧啶、博来霉素、丝裂霉素等。用药途径可选择静脉化疗或动脉灌注化疗。可单用顺铂,剂量为每周 $30\sim40$ mg/m^2。也可选用铂类为基础的联合化疗,在放疗过程的第 1 周及第 4 周给药。

(2)腹股沟淋巴结的切除:腹股沟区复发者病死率非常高,适当的腹股沟和股淋巴结切除术是减少早期外阴癌病死率的重要影响因素。其处理原则如下。

同侧腹股沟、股淋巴结切除:适用于侧位型肿瘤(距中线>2 cm),包括间质浸润深度>1 mm 的 T$_1$ 期和所有 T$_2$ 期。

双侧腹股沟、股淋巴结切除:适用于中线型肿瘤,累及小阴唇前部的肿瘤,或一侧病灶较大的侧位型肿瘤,尤其是同侧淋巴结阳性者。

术中发现可疑肿大淋巴结并经冷冻病理检查证实淋巴结阳性者,建议仅切除增大的淋巴结,而避免系统的腹股沟淋巴结切除术,术后给予腹股沟和盆腔放疗。因为系统的腹股沟股淋巴结切除术加上术后放疗可能导致严重的下肢淋巴水肿。

推荐同时切除腹股沟淋巴结和股淋巴结。股淋巴结位于卵圆窝内股静脉的内侧,切除股淋巴结时不必去除阔筋膜。

对病灶位于阴蒂或阴蒂周围者,目前多行三切口切除术,将外阴切除与腹股沟淋巴结切除分开进行,在外阴和腹股沟之间留下皮肤间桥,可明显改善伤口愈合,早期患者皮肤间桥处的复发率也很低。也可选择传统的外阴和腹股沟整块切除方法,但应保留浅筋膜上方的皮下组织。这种方法术后伤口愈合时间长,常需皮瓣移植处理。

建议行腹股沟淋巴结切除术时保留大隐静脉,有助于减少术后伤口的炎症及下肢水肿。同时行缝匠肌移位有助于保护股管,减少术后可能发生的损伤。

对肿瘤直径<4 cm 的早期外阴鳞状细胞癌,临床检查(体检及影像学检查)未发现明显转移的腹股沟淋巴结,未做过外阴手术的患者,可考虑探索应用前哨淋巴结(sentinel lymph node,SLN)检测技术,预测腹股沟淋巴结是否转移,可减少对无淋巴结转移的患者的腹股沟淋巴结清扫及相关并发症。联合使用蓝染料和放射性核素法有更高的敏感性。单用蓝染料检测外阴癌 SLN 方法简单,不需要特殊设备,但 SLN 检出率比联合两种方法低。建议用 $3\sim4$ mL 染料于肿瘤周

围真皮层内 4 个位点注射,注射后 15～30 分钟探查切除 SLN,然后再进行外阴病灶切除。外阴癌 SLN 检测技术要求手术医师有足够的经验,并且要对病例进行选择,排除一些可能影响 SLN 检出率的因素(如肿瘤体积过大、术前曾行放疗或病灶切除活检等)。此外,SLN 检测有一定的假阴性率(即 SLN 无转移,而非 SLN 的淋巴结出现转移)。文献报道,外阴癌 SLN 的假阴性率为 0～4%。SLN 假阴性的发生可能与肿瘤的部位、分期、患者肥胖、病理检查方法、术者经验等有一定关系。如果未找到 SLN,建议行腹股沟淋巴结清扫术。SLN 阴性患者可选择观察,阳性患者可选择术后放疗＋同期化疗。

(3)术后补充或辅助治疗。腹股沟淋巴结转移的补充治疗:手术后病理检查发现腹股沟淋巴结转移的患者,应考虑给予补充盆腔和腹股沟区放疗,区域放疗的效果优于盆腔淋巴结切除术。术后放疗指征包括:①单个部位明显转移;②淋巴结囊外扩散;③多个部位微转移。术后病理检查发现仅有 1 处微转移者可考虑不进行辅助放疗。放疗剂量根据病变范围和残余病灶来确定。腹股沟淋巴结仅为镜下转移者,放疗剂量为 50 Gy;如果多个淋巴结阳性,或有囊外扩散,或有血管淋巴间隙受累者,应给予剂量为 60 Gy;如果有大块残余病灶,剂量需增加至 60～70 Gy。

术后原发病灶的补充治疗:手术切缘阳性或手术切缘距肿瘤边缘太近(<5 mm)的患者可行术后外照射,剂量为每 4～5 周 40～50 Gy。术后放疗开始时间与手术间隔不宜超过 6 周;如仍有足够切除范围(不必行改道手术)者也可考虑补充手术治疗。脉管有癌栓、大肿瘤患者术后可考虑辅助放疗,但缺乏高级别的循证医学证据。

术后的辅助化疗:对早期外阴鳞癌患者,手术后一般不需要化疗。但对外阴病灶较大(如>4 cm)的非鳞癌(如腺癌或肉瘤)患者,术后应考虑给予 3～4 个疗程的联合化疗。根据病理类型酌情选择化疗方案。对腺癌可选择铂类为基础的化疗方案,对肉瘤可选择异环磷酰胺＋多柔比星方案等。因这些病例罕见,故没有更多的循证医学证据。

4.晚期外阴癌的处理

晚期外阴癌定义为肿瘤侵犯超出外阴,或者临床体检腹股沟淋巴结有明显阳性表现者。对晚期患者,多种方法的综合治疗非常重要。与早期外阴癌的处理有所不同,对晚期病例在进行任何治疗前应先了解腹股沟淋巴结的状态,原发外阴病灶的处理应在腹股沟淋巴结切除之后进行。

(1)腹股沟淋巴结的处理:如果在腹股沟区未发现可疑阳性的淋巴结(体检

及 CT、MRI 等影像学检查),应行双侧腹股沟和股淋巴结切除术。如果最后病理检查淋巴结阳性,术后应给予腹股沟区和盆腔区辅助放疗(参考早期外阴癌淋巴结转移的处理),如果未发现淋巴结转移可不用放疗。

如果临床检查发现腹股沟淋巴结肿大、可疑有转移者,应考虑先行盆腔 CT 检查,以确定腹股沟和盆腔淋巴结切除的范围,并尽可能切除所有增大的腹股沟淋巴结,行快速冷冻切片病理检查。对冷冻切片病理检查淋巴结阴性者,行系统的腹股沟、股淋巴结切除术,如果最后的病理检查淋巴结阳性,术后给予辅助放疗(参考早期外阴癌淋巴结转移的处理)。对冷冻切片病理检查或术前已明确淋巴结转移者,建议仅切除增大的淋巴结,而避免系统的淋巴结切除术,术后给予腹股沟和盆腔放疗。

如果腹股沟淋巴结固定或出现溃疡,侵犯肌肉或股血管,评估不适宜手术切除者,应取活检进行确诊,然后行放疗。可考虑与外阴病灶同时进行同期放疗。部分病例放疗后可再行淋巴结切除术。

对腹股沟淋巴结阳性的患者,术后的辅助放疗宜尽早施行。

(2)原发肿瘤的处理:如果估计可完整切除原发肿瘤使切缘阴性,且不损伤括约肌造成大小便失禁的,可以先考虑手术切除(如全外阴广泛切除术或改良外阴广泛切除术),病灶较大者切除术后通常需要邻近皮瓣转移或带蒂游离皮瓣移植修复创面。若手术切缘邻近癌灶(<5 mm),又无法再行扩大切除,术后应补充局部放疗。某些病例可加用近距离放疗阳性切缘,但应注意避免组织坏死的出现。

如果估计手术需行肠管造瘘或尿路改道者,可先行放疗和/或同期化疗,部分患者同期放化疗后行残留肿瘤或瘤床切除术。

如果无法手术切除,可行根治性放疗加同期化疗。放射野包括原发病灶、腹股沟及盆腔淋巴结区域。总剂量一般需 50～60 Gy。对大块外阴病灶,放疗剂量需要60～70 Gy才能达到局部控制。少数患者在放疗后密切随访 6～12 周,如仍有肿瘤残留,可考虑手术切除残留病灶。

(3)辅助化疗:化疗多作为手术或放疗的辅助治疗,也是对$\mathbb{N}_B$期患者常需采用的治疗方法。常用的化疗方案如下。①顺铂:30～40 mg/m²,每周 1 次,5～6 次,与放疗同期进行。②联合化疗:疗程数视具体情况而定,可选择氟尿嘧啶＋顺铂(FP 方案)、顺铂＋博来霉素＋甲氨蝶呤(PMB 方案)、氟尿嘧啶＋丝裂霉素(FM 方案)等,每 3～4 周重复。可与放疗同期进行,或在手术后、放疗后进行。

5.复发性外阴癌的治疗

外阴浸润性鳞癌复发率为 15%～33%。外阴局部为最常见的复发部位(约占 70%)。外阴癌局部复发一般需再次行手术治疗,治疗方案及疗效取决于复发的部位和范围。

(1)近半数的复发病灶是外阴的孤立病灶,可以再次手术切除。整形外科手术技术使得复发性外阴癌特别是较大的复发病灶得以切除,各种包括肌肉皮瓣移植在复发性外阴癌的手术中已广泛应用。不能手术者行局部放疗,剂量为每 5～6 周 50～60 Gy。如果局部皮肤反应明显,可照射 30～40 Gy 后休息 2～3 周,再继续治疗。必要时可加用组织间插植放疗。

(2)阴道有浸润时,可加用阴道后装放疗。如果既往已接受足量放疗,无法接受再程放疗者,可考虑手术切除。但这类情况手术难度大,需要充分考虑切除后的重建和改道手术。

(3)腹股沟区复发的病例预后差,少有长期生存的病例。放疗联合手术治疗可用于腹股沟区复发患者的治疗,应根据以往的治疗情况来权衡利弊,选择治疗手段。

(4)远处复发较难控制,有效的化疗药物为顺铂、甲氨蝶呤、环磷酰胺、博来霉素和丝裂霉素等。然而,化疗的反应率低且疗效只能维持较短时间。若化疗过程肿瘤进展或为铂类化疗后复发者,可考虑用紫杉醇、吉西他滨、拓扑替康、长春瑞滨等治疗。

七、特殊类型的外阴肿瘤

(一)外阴黑色素瘤

(1)发病居外阴恶性肿瘤的第 2 位,恶性程度较高,较早出现远处转移,易复发。

(2)对外阴色素性病变应通过活组织检查进行病理确诊。

(3)外阴黑色素瘤的治疗原则与其他外阴恶性肿瘤相同,采用外阴广泛局部切除术,手术切缘应离开病变至少 1 cm。根治性外阴切除术与之相比较对改善外阴黑色素瘤的预后似乎作用不大。

(4)淋巴结切除术的意义还有争议,有研究表明选择性淋巴结切除对生存有益。

(5)免疫治疗在黑色素瘤的辅助治疗中占有较为重要的地位。根治性手术后的辅助治疗应首选免疫治疗。可选用 α 干扰素(术后每天用 2 000 万 U/mL,

静脉注射;4 周后改为每天 1 000 万 U/mL,皮下注射,每周 3 次,共 48 周)等。

(6)外阴黑色素瘤对化疗不敏感,化疗一般用于晚期患者的姑息治疗。常用药物为达卡巴嗪,也可选用替莫唑胺、沙利度胺等。

(二)前庭大腺癌

(1)发生在前庭大腺的恶性肿瘤可以是移行细胞癌或鳞状细胞癌,也可以是发生于导管或腺体本身的腺癌,囊腺癌、腺鳞癌也有报道。

(2)通常在已经有较长病史的前庭大腺囊肿切除后才作出诊断。

(3)根治性外阴切除术和双侧腹股沟淋巴结切除术一直是前庭大腺癌的标准治疗方法。早期病灶可采用一侧外阴的根治性切除术和同侧腹股沟淋巴结切除术。

(4)对于瘤体较大者,术后放疗可以减少局部复发。如果同侧腹股沟淋巴结阳性,双侧腹股沟和盆腔淋巴结区的放疗可以减少区域复发。

(5)对于腺样囊性病变,可仅行根治性局部切除术。切缘阳性或神经束膜浸润者术后辅助局部放疗。

(三)外阴派杰特病

外阴派杰特(Paget)病分为Ⅰ型、Ⅱ型两类。Ⅰ型外阴 Paget 病起源于皮肤,又可分为3个亚型:Ⅰa 型为原发的上皮内 Paget 病;Ⅰb 型为有潜在侵袭可能的上皮内瘤变;Ⅰc 型为皮肤附属器或外阴腺体来源的隐匿性腺癌。Ⅱ型外阴 Paget 病则为非皮肤起源。

(1)绝大多数外阴 Paget 病是上皮内瘤变,属 VIN_3,偶尔会表现为浸润性腺癌。该病主要发生于围绝经期或绝经后妇女。大多数患者主诉外阴不适和瘙痒,体检常呈湿疹样外观。确诊需活检。

(2)上皮内 Paget 病需要行浅表局部切除术。由于潜在的组织学改变常超过临床可见的病变范围,确定一个清楚的手术切除范围非常困难。术后再出现症状或病灶明显时可再行手术切除。

(3)病变侵犯或扩散到尿道或肛门时,处理非常困难,可能需要激光治疗。

(4)如果是潜在腺癌,对浸润部分必须行根治性局部切除术,切缘至少离开病灶边缘 1 cm。单侧病变至少应行同侧腹股沟淋巴结切除术,术后是否辅助放疗有争议。

(5)对复发性 Paget 病的治疗仍以手术切除为主。激光治疗对肛周复发是一种好的选择。

(四)外阴肉瘤

外阴肉瘤占外阴恶性肿瘤的 1%～2%,包含了一系列异源性的肿瘤类型。平滑肌肉瘤是最常见的组织学类型,其他类型包括纤维肉瘤、神经纤维肉瘤、脂肪肉瘤、横纹肌肉瘤、血管肉瘤、上皮样肉瘤及恶性神经鞘瘤。总的 5 年生存率约为 70%。

(1)外阴肉瘤首选的治疗为根治性局部切除术,淋巴转移并不常见。辅助性放疗可用于高级别肉瘤和局部复发的低级别肉瘤。

(2)平滑肌肉瘤常表现为肿大、疼痛的肿块,大阴唇为平滑肌肉瘤的好发区。

(3)发生于外阴的上皮样肉瘤极少。然而,外阴上皮样肉瘤的生物学行为比生殖器外的上皮样肉瘤具有更强的侵袭性。早期就呈局部扩张性生长、局部复发、淋巴结转移和远处转移的倾向。治疗方案为行根治性肿瘤切除术,并至少切除患侧腹股沟淋巴结。可辅助放疗,上皮样肉瘤对全身治疗不敏感。

(4)原发于外阴的横纹肌肉瘤少见,多发生于儿童和少年。组织学亚型包括胚胎型、葡萄状和肺泡/未分化型。治疗方案为化疗(长春新碱/放线菌素 D＋环磷酰胺＋多柔比星),并在化疗前/后行手术治疗,可辅助放疗。女性生殖道横纹肌肉瘤预后好,5 年生存率为 87%。

八、随访

外阴癌局部复发如能及时发现、及时治疗,预后较好。因此,长期的随访是必要的,建议随访间隔如下:①第 1 年,每 1～3 个月 1 次;②第 2～3 年,每 3～6 个月 1 次;③3 年后,每年 1 次。

第二节　阴道恶性肿瘤

阴道恶性肿瘤分为原发性及继发性两种,以继发性多见,可由邻近器官直接蔓延或经血道及淋巴道转移而来。而原发性阴道恶性肿瘤是最少见的妇科恶性肿瘤,占女性生殖器官恶性肿瘤的 1%左右。原发性阴道恶性肿瘤的组织病理学,85%～95%为鳞癌,10%为腺癌,阴道黑色素瘤及肉瘤等更为少见。鳞癌和黑色素瘤多见于老年妇女,腺癌好发于青春期,而内胚窦瘤和葡萄状肉瘤则好发于婴幼儿。

一、病因

原发性阴道恶性肿瘤发病的确切原因不详，可能与下列因素有关。

（1）HPV 感染：一项病例对照研究显示，在 80％的阴道原位癌和 60％的阴道鳞癌中可检测到 HPV-DNA。与外阴癌相似，年轻女性 HPV 感染与阴道恶性肿瘤发生的关系更为密切。但 HPV 感染与 VAIN 和阴道浸润癌的关系有待进一步研究。

（2）长期阴道异物会对黏膜产生刺激或损伤，如使用子宫托。

（3）年轻女性发生阴道腺癌，与其母亲在妊娠期间服用雌激素有关。

（4）既往生殖道肿瘤病史，以子宫颈癌病史最多见。FIGO 指南中指出，近 30％的阴道恶性肿瘤患者至少 5 年前有子宫颈原位癌或浸润癌治疗的病史。

（5）免疫抑制剂治疗、吸烟、多个性伴侣、过早性生活及子宫颈的放疗史，可能与阴道恶性肿瘤的发生有一定关系。

对有上述危险因素者，尤其是有子宫颈病变的患者，应定期行阴道涂片细胞学检查，必要时行阴道镜检查及活检。

二、临床表现

VAIN 或早期浸润癌可无明显的症状，或仅有阴道分泌物增多或接触性阴道出血。随着病情的发展，可出现阴道排恶臭液或阴道不规则流血，以及尿频、尿急、血尿、排便困难和腰骶部疼痛等症状。晚期患者可出现咳嗽、咯血、气促或恶病质等症状。

妇科检查一般可窥见和扪及阴道腔内肿瘤，应仔细检查子宫颈及外阴，以排除继发性阴道恶性肿瘤。VAIN 或早期浸润癌灶可仅表现为阴道黏膜糜烂充血、白斑或呈息肉状。晚期病灶多呈菜花或溃疡、浸润状，可累及全阴道、阴道旁、子宫主韧带和宫骶韧带，也可出现膀胱阴道瘘、尿道阴道瘘或直肠阴道瘘，以及淋巴结肿大（如腹股沟、盆腔、锁骨上淋巴结的转移）和远处器官转移的表现。

三、病理诊断

对阴道壁的明显新生物可在直视下行病理活检确诊。对阴道壁无明显新生物，但有异常表现，如充血、糜烂、弹性不好乃至僵硬者，则应行阴道细胞学检查，并借助阴道镜定位活检，检查时应注意阴道穹隆，因为部分 VAIN 患者可在该处发现隐蔽的癌灶。若肿瘤位于黏膜下或软组织中，可行穿刺活检。

原发性阴道恶性肿瘤发病率低,在确诊本病时应严格排除继发性癌,需遵循的诊断原则为:①肿瘤原发部位在阴道,除外来自女性生殖器官或生殖器官以外肿瘤转移至阴道的可能;②如肿瘤累及子宫颈阴道部,子宫颈外口区域有肿瘤时,应归于子宫颈癌;③肿物局限于尿道者,应诊断为尿道癌。

四、临床分期

阴道恶性肿瘤 FIGO 分期。

Ⅰ期:肿瘤局限于阴道壁。

Ⅱ期:肿瘤已累及阴道旁组织,但未达骨盆壁。

Ⅲ期:肿瘤扩展至骨盆壁。

Ⅳ期:肿瘤范围超出真骨盆腔,或侵犯膀胱黏膜或直肠黏膜,但黏膜泡状水肿不列入此期。

Ⅳ$_A$ 期:肿瘤侵犯膀胱和/或直肠黏膜,和/或直接蔓延超出真骨盆。

Ⅳ$_B$ 期:肿瘤转移到远处器官。

五、治疗

(一)治疗原则

由于解剖上的原因,阴道膀胱间隔及阴道直肠间隔仅 5 mm 左右,导致手术治疗及放疗均有一定困难,特别是对于以前有盆腔放疗史的患者。本病发病率低,患者应集中在有经验的肿瘤中心治疗。阴道恶性肿瘤的治疗强调个体化,根据患者的年龄、病变的分期和阴道受累部位确定治疗方案。总的原则,阴道上段癌可参照子宫颈癌的治疗,阴道下段癌可参照外阴癌的治疗。

(二)VAIN 的治疗

(1)对阴道 HPV 感染或 VAIN$_1$ 级的患者一般不需给予特殊治疗,此类病变多能自行消退。

(2)局部药物治疗:用氟尿嘧啶软膏或 5% 咪喹莫特软膏涂于阴道病灶表面,每周 1~2 次,连续 5~6 次为 1 个疗程,不良反应小。对病变范围大者,为避免广泛手术切除,尤其应首先考虑应用局部药物治疗。

(3)CO_2 激光治疗对 VAIN 有较好的疗效,也适用于局部药物治疗失败的病例。

(4)放疗:对年老、体弱、无性生活要求的 VAIN$_3$ 患者,可采用腔内放疗。

(5)电环切除或手术切除治疗:对单个病灶可采用局部或部分阴道切除术,

尤其是位于穹隆部的病灶。病灶广泛或多发者,可采用全阴道切除术,并行人工阴道重建。

(三)阴道浸润癌的治疗

1.放疗

放疗适用于Ⅰ~Ⅳ期所有的病例,是大多数阴道恶性肿瘤患者首选的治疗方法。早期患者可行单纯放疗,晚期患者可行放疗加化疗。同期放化疗在阴道恶性肿瘤中研究仍较少,近期部分研究表明同期放化疗疗效优于单纯放疗。

(1)病灶表浅的Ⅰ期患者可单用腔内放疗。

(2)对大病灶及Ⅲ期患者,可以先行盆腔外照射,剂量为50 Gy,然后加腔内放疗,总剂量不少于70 Gy。有条件者推荐用适形调强放疗。

(3)病灶累及阴道下1/3者,可用组织间插植放疗,并行腹股沟淋巴结区放疗或手术切除淋巴结。

(4)年轻患者在根治性放疗前可行腹腔镜下双侧卵巢移位,同时全面探查盆腹腔,切除肿大、可疑的淋巴结。

(5)手术治疗后,若病理提示手术切缘、盆腔淋巴结或腹主动脉旁淋巴结阳性,或脉管内有癌栓者,应补充术后放疗,根据具体情况选择外照射和/或腔内放疗。

2.手术治疗

由于阴道浸润癌与周围器官的间隙小,如保留其周围的器官(膀胱、尿道和直肠),切除肿瘤周围组织的安全范围很小,很难达到根治性切除的目的。因此,阴道浸润癌手术治疗的应用受到限制。以下情况可考虑选择手术治疗。

(1)对病灶位于阴道上段的Ⅰ期患者,可行广泛全子宫和阴道上段切除术,阴道切缘距病灶至少1 cm,并行盆腔淋巴结切除术。如果以前已切除子宫,则行阴道上段广泛切除术和盆腔淋巴结切除术。

(2)对病灶位于阴道下段的Ⅰ期患者,可行阴道大部分切除术,应考虑行腹股沟淋巴结切除术,必要时切除部分尿道和部分外阴,并行阴道中、下段成形术。

(3)如癌灶位于阴道中段或多中心发生者,可考虑行全子宫、全阴道切除及腹股沟和盆腔淋巴结清扫术,但手术创伤大,对这种病例临床上多选择放疗。

(4)对ⅣA期及放疗后中央型复发的患者,尤其是出现直肠阴道瘘或膀胱阴道瘘者,可行前盆、后盆或全盆脏器去除术,以及盆腔和/或腹股沟淋巴结清扫术。

3.辅助化疗

这方面的研究报道很少,辅助化疗的作用有待评价。对于阴道非鳞癌患者,在根治性放疗或手术后可考虑给予 3~4 个疗程的联合化疗,可能有助于减少复发,特别是局部病灶较大时。

六、特殊类型的阴道恶性肿瘤

(一)阴道黑色素瘤

阴道黑色素瘤非常少见,大多数发生在阴道远端的前壁,多为深部浸润,易发生远处转移,预后极差,5 年生存率仅为 5％~21％。根治性手术切除(常需行盆腔廓清术)是主要的治疗方法,也可行较为保守的肿瘤局部广泛切除术,生存率似无差别。术后通常行辅助放疗。化疗的作用十分有限。术后应用大剂量干扰素可能有助于改善预后。

(二)阴道葡萄状肉瘤

阴道葡萄状肉瘤是来源于横纹肌母细胞的高度恶性肿瘤,常见于婴幼儿。临床表现为阴道排液、出血或阴道口肿物。

近来,主张对阴道葡萄状肉瘤进行较为保守的手术,而强调进行术前或术后的辅助放化疗,因为患者接受广泛手术切除后的生存并不理想。如果病灶较小能完整切除,并能保全器官,可先行手术治疗。若肿瘤较大,应在术前给予化疗或放疗。化疗多选用长春新碱＋放线菌素＋环磷酰胺(VAC 方案)。放射野不宜扩大,因为放疗会严重影响骨盆的发育。

七、随访

建议随访间隔如下:①第 1 年,每 1~3 个月 1 次;②第 2~3 年,每 3~6 个月1 次;③3 年后,每年 1 次。

第三节 子宫内膜癌

子宫内膜癌为女性生殖道常见恶性肿瘤之一,发达国家中发病率居女性生殖道恶性肿瘤首位,病死率居第 2 位。多见于老年妇女,高发年龄为 50~60 岁,近年来年轻患者有增多趋势。由于人类寿命延长和肥胖人群增多,近 20 年间子宫内膜癌发病率仍居高不下,而病死率也明显上升。病死率的上升除与老年、肥胖、内科并发症多等相关外,也与晚期病例、高危组织类型增多及一些患者未能接受适宜诊治相关。目前对两种类型子宫内膜癌的病理及基础研究已取得较大进展;临床手术治疗、化疗、激素治疗也积累了更多资料,临床研究更加深入;对年轻早期患者的保守治疗也进行了一定探索。但在治疗中对术前影像学评估的价值,术中肉眼及冷冻切片病理检查对肌层受累程度判断的准确性,淋巴结切除范围等尚存争议。为进一步改善预后,妇科肿瘤医师应进一步识别、区分高危子宫内膜癌患者,进行适宜治疗,以期降低病死率,达到最佳疗效。

子宫内膜癌多见于绝经后妇女(70%),围绝经期妇女占 20%~25%,<40 岁的妇女约占 5%,发病与肥胖、雌激素持续增高、遗传等因素相关,询问病史时应重视以下高危因素。

(1)肥胖、无排卵性不孕、延迟绝经(52 岁以后绝经)。

(2)代谢紊乱性疾病:糖尿病、高血压。

(3)与雌激素增高有关的妇科疾病:多囊卵巢综合征、卵巢颗粒细胞瘤、子宫内膜增生或不典型增生史和子宫肌瘤有不规则出血者。

(4)有使用外源性雌激素史者,特别是无孕激素对抗的雌激素替代治疗,或长期应用他莫昔芬的患者。

(5)有癌家族史、多发癌及重复癌倾向者(乳腺癌、卵巢癌等),Ⅱ型 Lynch 综合征。遗传性非息肉样结直肠癌患者其子宫内膜癌发病危险为 40%~60%。

有高危因素的患者应密切随访,若有月经过多、阴道不规则出血等症状出现应行分段诊刮,明确诊断。Ⅱ型 Lynch 综合征患者也可在完成生育任务后行预防性子宫切除术。

一、临床表现

(一)阴道出血

(1)绝经后阴道出血:为子宫内膜癌患者的主要症状,子宫内膜癌患者多为绝经后妇女,90%以上有阴道流血症状,绝经时间愈长,发生子宫内膜癌的概率愈高。

(2)围绝经期妇女月经紊乱:约 20%的子宫内膜癌患者为围绝经期妇女,以围绝经期月经紊乱及血量增多为主要表现。

(3)40 岁以下妇女月经紊乱或经量增多者,近年来年轻患者已有增多趋势(5%~10%),多为肥胖、不孕或多囊卵巢综合征患者。

(二)阴道异常排液

阴道异常排液可为浆液性或血性分泌物。

(三)下腹疼痛及其他症状

下腹疼痛可由宫腔积脓或积液引起,晚期则因肿瘤扩散导致消瘦、下肢疼痛及贫血等。应重视阴道流血、排液等症状。

有以上症状的妇女均应考虑有无子宫内膜癌可能性,并应及时进行妇科及其他相关检查。

二、检查

(一)全面查体

注意患者有无糖尿病、高血压、心血管及肺部疾病。

(二)妇科检查

排除阴道、子宫颈病变出血及炎性感染引起的排液。早期盆腔检查多正常,晚期可有子宫增大、附件肿物、贫血及远处转移的相应体征。

三、辅助检查

(一)细胞学涂片检查

子宫颈和阴道脱落细胞学涂片检查阳性率低,宫腔刷片或宫腔冲洗液细胞学涂片检查阳性率增高,但均不能作为确诊依据。

(二)经阴道 B 超检查

经阴道 B 超检查为首选的无创辅助检查方法,可了解子宫大小、宫腔内有无异常回声、内膜厚度、肌层有无浸润、附件肿物大小及性质等。绝经后妇女内膜厚度＜5 mm 时,其阴性预测值可达 96%。

(三)诊刮或内膜活检

诊刮或内膜活检是确诊或排除子宫内膜癌的重要方法。对绝经后内膜增厚＞5 mm 或有宫腔赘生物者,年龄＞40 岁阴道不规则流血疑为子宫内膜癌者或 40 岁以下有子宫内膜癌高危因素,高度怀疑子宫内膜癌者应行诊刮或内膜活检。

(四)宫腔镜检查

近年来,宫腔镜检查已广泛应用于子宫内膜病变的早期诊断。可直接对可疑部位进行活检,提高诊断准确性,避免常规诊刮或内膜活检的漏诊。多用于经阴道B超检查子宫内膜无明显增厚和病变,或呈内膜息肉样变者;或经诊刮活检阴性,仍有反复出血者。

(五)MRI、CT、CA125 等检查

病情需要者可选用 MRI、CT 检查及 CA125 检测。MRI、CT 对淋巴结转移诊断价值相同,MRI 对累及子宫颈肌层浸润深度的预测准确度优于 CT。CA125 值明显升高者,提示可能有子宫外病灶存在,可作为晚期子宫内膜癌术后监测指标。对疑有子宫外病灶的高危患者也可选用计算机体层显像检查,明确病变范围。

四、诊断

应根据诊刮或直接宫腔活检,或宫腔镜下活检及病理组织学检查结果等作出诊断。

五、分期

子宫内膜癌采用 FIGO 手术-病理分期,目前使用的是 2009 年 FIGO 子宫内膜癌的手术-病理分期。对于未行手术治疗的患者或者是先行放疗的患者,采用 1971 年制定的临床分期。

(一)手术-病理分期

Ⅰ期:肿瘤局限于子宫体。

$Ⅰ_A$ 期:无或<1/2 肌层受累。

$Ⅰ_B$ 期:≥1/2 肌层受累(≥1/2 肌层浸润)。

Ⅱ期:肿瘤累及子宫颈间质,但未扩散至宫外。

Ⅲ期:局部和/或区域扩散。

$Ⅲ_A$ 期:肿瘤累及子宫体浆膜层和/或附件。

$Ⅲ_B$ 期:阴道和/或宫旁受累。

$Ⅲ_C$ 期:肿瘤转移至盆腔和/或腹主动脉旁淋巴结。

$Ⅲ_{C1}$ 期:肿瘤转移全盆腔淋巴结。

$Ⅲ_{C2}$ 期:肿瘤转移至腹主动脉旁淋巴结有/无盆腔淋巴结转移。

Ⅳ期:肿瘤累及膀胱和/或肠黏膜;或远处转移。

$Ⅳ_A$ 期:肿瘤累及膀胱和/或肠道黏膜。

$Ⅳ_B$ 期:远处转移,包括腹腔转移及(或)腹股沟淋巴结转移。

(二)临床分期

Ⅰ期:肿瘤局限于宫体。

I_A 期:子宫腔长度≤8 cm。

I_B 期:子宫腔长度＞8 cm。

Ⅱ期:肿瘤累及子宫颈。

Ⅲ期:肿瘤播散于子宫体以外,盆腔内(阴道、宫旁组织可能受累,但未累及膀胱、直肠)。

Ⅳ期:肿瘤累及膀胱或直肠,或有盆腔以外的播散。

六、病理类型

子宫内膜癌通常可分为Ⅰ型和Ⅱ型子宫内膜癌。Ⅰ型子宫内膜癌与无孕激素拮抗的雌激素刺激有关,可由子宫内膜复杂性不典型增生发展而来;Ⅱ型子宫内膜癌可由萎缩的子宫内膜癌变而来。Ⅰ型和Ⅱ型又包括不同的病理类型,Ⅰ型主要包括子宫内膜样腺癌(G_1、G_2)和黏液性腺癌,其他病理类型多属于Ⅱ型子宫内膜癌,即特殊类型的子宫内膜癌。子宫内膜癌的主要病理类型为腺癌,其中以子宫内膜样腺癌最为常见(60%～65%)。2014 年,世界卫生组织(World Health Organization,WHO)将子宫内膜癌的病理分类在 2003 年分类的基础上进行了修改。按照 2003 年和 2014 年 WHO 的病理分类标准,癌肉瘤未归入子宫内膜癌,属于子宫的上皮-间叶混合性肿瘤。但病理学家认为癌肉瘤属化生癌,其恶性程度高,早期易发生淋巴、血行转移及腹腔播散,应按高级别的子宫内膜癌治疗。因此,在 2015 年的 FIGO 妇癌报道、2015 年的美国妇产学院子宫内膜癌指南及 2016 年的美国国家综合癌症网络(National Comprehensive Cancer Network,NCCN)指南中,均将癌肉瘤归入子宫内膜癌。

子宫内膜样腺癌分为高、中、低分化(Grad:1、2、3),为影响预后的重要因素。G_1、G_2病变多为来源于增生过长的子宫内膜,与雌激素作用相关,属于Ⅰ型子宫内膜癌;G_3则可能来源于萎缩的内膜,或为内膜样癌晚期,因基因突变而恶变,与雌激素无关,属于Ⅱ型子宫内膜癌。伴鳞状分化成分的子宫内膜样腺癌,其腺癌的分化程度(G_1～G_3)为预后的重要因素。

子宫浆液性(乳头状)腺癌现多称子宫浆液性癌,恶性程度极高,占 1%左右。透明细胞癌常见于老年患者,预后差,Ⅰ期 5 年生存率仅为 44%。其他特殊类型均属Ⅱ型子宫内膜癌。

七、治疗

(一)子宫内膜非典型增生的治疗

根据 2014 年 WHO 分类标准,子宫内膜增生症分为 2 种类型,第 1 类称为增生过长不伴有非典型增生，包括有不伴非典型增生的子宫内膜单纯性增生和复杂性增生，其癌变率<1%，作为功血处理；第 2 类称为非典型增生过长/内膜样上皮内瘤变，非典型增生过长的癌变率在 25%～33%，内膜样上皮内瘤变的癌变率在 59%左右，所以应积极处理。

子宫内膜非典型增生治疗中应重视患者年龄和内膜非典型增生的程度（轻、中、重度）；年轻、未生育或要求保留子宫者，可采用激素治疗，密切随访；由于内膜复杂性增生伴非典型增生中约 40%伴子宫内膜癌，对 40 岁以上无生育要求者，若为中度或重度非典型增生，或者是内膜样上皮内瘤变，建议行筋膜外全子宫切除术。

轻度非典型增生可选用醋酸甲羟孕酮（10～30 mg/d），于经前 10 天周期性用药。中度以上非典型增生则应用大剂量孕激素持续治疗（甲羟孕酮 250～500 mg/d，3 个月；或甲地孕酮 80～160 mg/d，3 个月；或 18-炔诺孕酮 3～4 mg/d，3 个月），定期诊刮或宫腔镜送组织学检查，根据内膜对治疗的反应，决定是否继续激素治疗或改用手术治疗。要求生育者，待内膜正常后可加促排卵药物治疗，如氯米芬 50～100 mg，每天 1 次，周期 5～9 天用药。也可用己酸孕酮 500 mg 肌内注射，每周 2～3 次，3 个月后减量再用 3 个月，或用丹那唑或局部用药（曼月乐节育环）等治疗。因其恶变率较高，治疗后 2～13 年可有复发，故应密切随访。个别病例也可试用芳香化酶抑制剂和选择性雌激素受体（estrogen receptor，ER）拮抗剂治疗。

（二）子宫内膜癌的手术治疗

子宫内膜癌的治疗以手术治疗为主，辅以放疗、化疗和激素治疗等综合治疗。应结合患者的年龄、全身状况和有无内科合并症及临床判断肿瘤累及的范围综合评估，选择和制订治疗方案。

1.术前评估

术前根据患者年龄、有无内科合并症、肥胖程度、病理、MRI 等检查结果对患者进行评估，判断患者能否耐受手术，初步判断肿瘤累及范围，指导初次治疗方案的选择。术前评估时年龄大、手术风险高、内科合并症多，可能进行淋巴清扫的患者应送至条件好，有较强医疗技术的医院治疗。

2.术式选择及建议

子宫内膜癌标准的手术治疗方式是筋膜外全子宫切除术加双附件切除术。尽管分期标准要求进行盆腔及腹主动脉旁淋巴结切除，但是否进行切除，切除范围是否一定要包括腹主动脉旁淋巴结仍存在争议。目前认为，有高危因素的患者应当行盆腔淋巴结清扫,这些高危因素包括低分化子宫内膜样腺癌(G_3)、肌层浸润深度超过50%者、淋巴脉管浸润、子宫颈间质受累、非子宫内膜样腺癌的肿瘤类型、影像学检查怀疑淋巴结转移者等。可疑腹主动脉旁淋巴结或者髂总淋巴结转移,明显的附件受累,明显的盆腔淋巴结转移,全肌层浸润的高级别肿瘤,透明细胞癌,浆液性乳头状癌或癌肉瘤应行腹主动脉旁淋巴结取样或切除。

3.治疗选择

(1)肿瘤局限于子宫体(Ⅰ期):应施行手术分期,若因内科情况无法手术者应选用放疗。开腹后应冲洗盆腹腔,冲洗液做细胞学检查。术式为筋膜外全子宫切除术及双附件切除术、盆腔及腹主动脉旁淋巴结切除术。盆腔及腹主动脉旁淋巴结切除术为分期手术中的重要组成部分,目前多行系统切除,尽管分期标准要求进行盆腔及腹主动脉旁淋巴结切除术,但是否进行切除,切除范围是否一定要包括腹主动脉旁淋巴结仍存在争议。

有关手术范围及需要注意的几个问题。①筋膜外全子宫切除术应完整切除子宫及子宫颈,不强调宫旁及阴道切除范围。②术中剖视子宫,检查肿瘤大小、部位、肌层受浸深度,根据肿瘤分化程度,肌层浸润深度(冷冻病理检查确定)决定是否行盆腔及腹主动脉旁淋巴结切除。③多数子宫内膜癌患者伴有肥胖,或者是老年患者有其他内科合并症,对手术耐受性差,这样的患者需要临床综合判断是否进行淋巴结切除。④子宫内膜样腺癌G_1无肌层或浅肌层浸润,因淋巴转移<1%,可不行淋巴结切除或取样。⑤有高危因素的患者应当行盆腔淋巴结清扫,高危因素包括低分化子宫内膜样腺癌(G_3),肌层浸润深度超过50%者,淋巴脉管浸润,子宫颈间质受累,非子宫内膜样腺癌的肿瘤类型,影像学检查怀疑淋巴结转移者等。⑥以下情况者应做腹主动脉旁淋巴结切除:可疑腹主动脉旁淋巴结或者髂总淋巴结转移,明显的附件受累,明显的盆腔淋巴结转移,全肌层浸润的高级别肿瘤,透明细胞癌,浆液性乳头状癌或者癌肉瘤。

术后辅助治疗的选择:术后根据预后高危因素对患者进行分类,分为低、中、高危组,以指导术后的放疗、化疗等辅助治疗。影响预后的高危因素包括年龄>60岁,深肌层浸润,低分化,浆液性或者透明细胞癌,脉管浸润。①低危组,高中分化,肌层浸润<50%的子宫内膜癌,或者是仅有1个高危因素的子宫内膜癌患者。低危组不需做任何辅助治疗。②中危组,有2个及2个以上高危因素的子宫内膜癌患者。中危组单纯进行阴道后装放疗优于盆腔外照射,因其不仅能很好地控制阴道局部的复发,而且对患者的生活质量没有明显影响。阴道后装放疗已经代替盆腔外照射成为中危组患者标准的辅助治疗模式。③高危组,有

3个及3个以上高危因素，Ⅱ期或者Ⅲ期的肿瘤患者。对高危组患者给予盆腔外照射和/或化疗的治疗效果目前正在研究中，盆腔外照射加化疗是可选择的治疗手段。④术后有子宫颈受累、淋巴转移、子宫外病变和特殊类型的子宫内膜癌患者可根据转移部位与病灶状况给以放疗加化疗为宜。若仅为子宫颈受累（无淋巴及其他部位转移）也可仅给腔内照射。

（2）肿瘤累及子宫颈（Ⅱ期）：术前由子宫颈活检或者 MRI 检查提示子宫颈间质受累。要与原发性子宫颈癌或者子宫内膜癌转移至子宫颈进行鉴别诊断。可选择与Ⅰ期子宫内膜癌相似的处理方法，以手术治疗为主。

根据患者具体情况选用以下一种术式。①广泛性子宫切除、双附件切除、盆腔及腹主动脉旁淋巴结切除术。这是传统的经典手术方式，这一手术方式的必要性越来越受到质疑，欧洲肿瘤协会、欧洲肿瘤和放疗协会、欧洲妇科肿瘤协会的一致意见指出：对于Ⅱ期子宫内膜癌，仅行单纯子宫全切陈或者行改良的广泛全子宫切除术和盆腔淋巴结清扫，只要手术切缘没有肿瘤，手术范围也是足够的。这种缩小手术范围的手术方式其安全性还需要前瞻性研究的证实。②若手术切除困难，可做术前放疗后再行筋膜外全子宫切除、双附件切除、盆腔及腹主动脉旁淋巴结切除术，有缩小手术范围，减少术中、术后风险的优点，分期应按1971年临床分期。③先行改良广泛全子宫切除、双附件切除、盆腔及腹主动脉旁淋巴结切除，再根据手术分期病理结果，选用必要的术后辅助治疗。因子宫内膜癌术前疑为Ⅱ期者与术后病理分期符合率仅为 $30\%\sim40\%$。④若因高龄、内科并发症无法行手术治疗，可像子宫颈癌一样行全盆腔放疗和腔内后装放疗。

（3）肿瘤超出子宫（Ⅲ期）：术中应全面探查，多处活检，若为腹腔内病变，如附件包块，应先行探查及缩瘤术，术中冷冻切片病理检查以明确诊断，尽可能切除肿瘤，为术后放疗及化疗创造条件。若为宫旁、阴道及阴道旁转移，可先行放疗，完成放疗后，若病灶可能切除，应行探查并切除病灶。若为腹膜后淋巴转移，可行淋巴结切除或局部放疗或化疗。

有子宫外病变者为复发高危人群，术后应行辅助放疗及化疗。如ⅢC_1期盆腔淋巴结转移（腹主动脉旁无转移者），术后行盆腔外照射，其无疾病生存率可达 $57\%\sim72\%$。腹主动脉旁淋巴结转移（ⅢC_2）完全切除后，应行影像学全面检查（如胸部 CT 或计算机体层显像）明确有无腹腔外隐匿性病变。若无腹腔外转移灶，行腹主动脉旁照射可提高生存率（中位生存期 $27\sim34$ 个月），对镜下转移者疗效更佳。对于术后腹腔内病变在满意的缩瘤术后再行全身化疗，5 年生存率优于全腹放疗。卡铂和紫杉醇联合用药有疗效好、毒性轻的优点。对放疗和化疗的选择要根据患者情况来决定,有研究提示化疗疗效优于放疗。

(4)肿瘤累及腹腔或有远处转移(Ⅳ期):根据患者有无腹腔外病灶选择不同的治疗方案。无腹腔外转移的患者建议行肿瘤细胞减灭术,腹腔内转移的Ⅳ期患者能够从没有癌灶残留的肿瘤细胞减灭术中获益。新辅助化疗对于有腹水的患者是一种可选择的治疗方案,但是术后的病死率是相似的。术后应给予以铂类为基础的化疗。对于有腹腔外转移证据的患者通常要给予以铂类为基础的全身化疗,如果为高分化癌和/或孕激素受体(progesterone receptor,PR)阳性时可给予激素治疗。晚期病例和复发病例一样可选择联合化疗。盆腔放疗主要用于控制局部肿瘤生长和/或治疗局部肿瘤包块引起的阴道出血或者疼痛,或者由淋巴结受累引起的下肢水肿。短程放疗(1～5 组放疗)可有效减轻脑和骨转移引起的疼痛。

(三)子宫内膜癌的其他治疗方法

1.放疗

放疗分为单纯放疗、术前放疗及术后放疗。单纯放疗主要用于晚期或有严重内科疾病、高龄和无法手术的其他期患者,可按临床分期进行放疗。术前放疗,主要是为控制、缩小癌灶,创造手术机会或缩小手术范围。术后放疗是对手术-病理分期后具有复发高危因素患者重要的辅助治疗,或可作为手术范围不足的补充治疗。

(1)单纯放疗。①腔内照射(后装)高剂量率:A 点及 F 点总剂量为 45～50 Gy,每周 1 次,分 6～7 次完成。②体外照射:总剂量为 40～45 Gy,6 周内完成。

(2)术前放疗。①全剂量照射:腔内加体外照射同单纯放疗,于完成放疗后8～10 周行单纯全子宫及附件切除术。②腔内照射:总剂量为 45～50 Gy,完成照射后8～10 周手术;部分性腔内术前放疗:A 点及 F 点总剂量不低于 20 Gy,分2～3 次完成,每周 1 次,放疗后 10～14 天手术(切除子宫及双侧附件)。③术前体外照射:用于不利于腔内照射者(如子宫>10 周,或有宫腔以外播散者)。盆腔外照射剂量为 20 Gy,2～3 周完成;或 A 点及 F 点剂量为 20 Gy,每周 1 次,分3 次完成。

(3)术后放疗。①术后全盆腔照射:总剂量为 40～50 Gy,4～6 周完成。②腹主动脉旁扩大照射区:总剂量为 30～40 Gy,3～4 周完成。照射前行肾扫描,放疗时应加以屏障(若术前已行体外放疗,应减少术后照射剂量)。若采用适形及调强技术,保护好正常组织,对主动脉淋巴结转移照射量可达 50～60 Gy。

③术后腔内放疗：手术范围不够；有肿瘤残存，或疑有肿瘤残存者，或有局部复发高危因素者可于手术后 2 周行腔内放疗，总剂量为 10～20 Gy，2～3 周完成。

大量临床研究已证实，对Ⅰ期患者来说，术后辅助放疗仅Ⅰ$_C$ 期 G_3 患者可获益，并多采用腔内照射。对Ⅰ$_B$ 期 G_2、G_3，Ⅰ$_C$ 期 G_2、G_3 患者若无淋巴转移及宫外病变，术后多不主张采用辅助放疗。

2.化疗

（1）多用于特殊病理类型（肿瘤分化差，PR、ER 阴性患者），或为晚期复发癌的辅助治疗。常用药物有顺铂、多柔比星、紫杉醇、卡铂、氟尿嘧啶和环磷酰胺等。单一药物的有效率为 25％～37％。目前单一用药已被联合用药取代，紫杉醇加铂（TP）已成为一线联合化疗方案。

（2）常用的联合化疗方案：经临床观察，疗效可达 40％～60％。疗程根据患者病情、全身状况和术后是否放疗等确定，一般可应用 3～6 个疗程。

（3）对化疗的建议：①对于放疗后的高危患者给予辅助化疗能提高肿瘤无进展生存时间，但是对于总体生存率的好处还没有得到证实。②对于早期高风险患者的化疗只应该在临床试验内进行。③对于腹腔残留病灶＜2 cm 的患者和Ⅲ期子宫内膜癌患者，化疗优于全腹照射。④子宫内膜癌患者大多年老体弱，在给予辅助治疗时要考虑到这一点。

（4）建议方案。①AP：多柔比星 50 mg/m²、顺铂 50 mg/m² 静脉用药，间隔 3～4 周。②TP：紫杉醇 135 mg/m²、卡铂 75 mg/m² 静脉用药，间隔 3～4 周。③卡铂＋紫杉醇有效率达 40％，目前也有用两者低剂量周疗（TAP 因毒性高且临床疗效与 AP 相近故少用）。

3.激素治疗

激素治疗仅用于晚期或复发的子宫内膜样癌患者。以高效药物、大剂量、长疗程为宜，4～6 周可显效。激素治疗目前仅对肿瘤分化好（G_1），PR 阳性者疗效较肯定，对远处复发者疗效优于盆腔复发。治疗时间尚无统一看法，但至少应用药 1 年以上。总有效率为 25％～30％，可延长患者的疾病无进展生存期，对生存率无影响。目前Ⅰ期患者术后多不采用孕激素做辅助治疗。

（1）孕激素治疗。①甲羟孕酮：口服，每天 250～500 mg。②甲地孕酮：口服，每天 80～160 mg。③氯地孕酮：口服，每天 20～40 mg。孕激素治疗总有效率为 25％，病变无进展期间为 4 个月左右，但总生存率不变（10～12 个月）。研究证明，甲羟孕酮剂量＞200 mg/d 不增加有效率，有水钠潴留、体重增加及增加栓塞危险。

(2)抗雌激素药物治疗:他莫昔芬(三苯氧胺)为 ER 拮抗剂,有抗雌激素作用,可使 PR 水平上升,有利于孕激素治疗。每天口服 20 mg,数周后可增加剂量,或先用 2 周后再用孕激素,可提高孕激素治疗效果。在孕激素治疗无效的患者中,约 20%经他莫昔芬治疗有效。

(3)近年来也有采用芳香化酶抑制剂或选择性 ER 调节剂行激素治疗报道,如雷洛昔芬有效率为 28%。

4.靶向治疗

除了手术治疗、放疗、化疗、激素治疗,靶向治疗目前也在子宫内膜癌的治疗中有了越来越重要的作用,特别是对于晚期和复发病例,靶向治疗也取得了一定的治疗效果。目前也开展了贝伐珠单抗、酪氨酸激酶抑制剂等对子宫内膜癌靶向治疗的临床试验。

(四)复发癌或转移癌治疗

本病多在治疗后 3 年内复发:①局部复发可选择手术治疗、放疗,或手术治疗与放疗联合治疗。术后 1~2 年单个盆腔复发灶,若能切除多可治愈。若患者为已接受放疗后复发,治疗则与子宫颈癌复发相同;对中心性复发符合条件者选用盆腔脏器廓清术。②若非局部复发,可选用孕激素治疗,甲羟孕酮 250 mg 每天 1 次或甲地孕酮80 mg每天 3 次,可长期服用,一般治疗 3 个月后方显效。化疗药物顺铂、紫衫醇及多柔比星等可用于手术治疗及放疗无法治愈的复发患者。

1.手术治疗

手术后局部或区域复发可进行手术探查,切除病灶;或行放疗。若为盆腔放疗后复发(原照射部位复发),处理上仍存在争议。

(1)复发性子宫内膜癌行广泛手术如盆腔脏器切除术等的存活率仅为 20%,故可采用局部阴道切除,加或不加术中放疗。对以前未接受过放疗复发癌部位,或以前仅为近距离放疗的复发,以手术探查盆、腹腔,再切除复发灶,加或不加术中放疗;放疗加近距离照射对这些患者也为可选用治疗之一。

对于局限于阴道的复发或有盆腔淋巴结复发,推荐瘤区放疗,加或不加腔内近距离照射或化疗。阴道复发用放疗其生存率为 40%~50%,若有阴道外扩散或盆腔淋巴结受累,其预后更差。

腹主动脉旁或髂总淋巴结复发可做瘤区放疗,加用或不加用阴道照射、化疗。

对上腹部及盆腔转移或复发的镜下残留癌灶,行化疗,加用或不加用瘤区直接放疗。对残留单个大癌灶可切除者应行手术切除,术后加或不加放疗;对不能切除的单个大癌灶按已扩散病灶处理。处理全身的病变可行保守性治疗。

（2）对以前已行过外照射的复发部位推荐治疗如下：手术探查盆腔，切除复发灶，加或不加术中放疗、激素治疗及化疗。

2.复发和晚期子宫内膜癌的激素治疗和化疗

用于子宫内膜癌激素治疗的药物主要是孕激素类药物、他莫昔芬，芳香化酶抑制剂也可应用。目前尚无特别有效的孕激素药物和方案。高分化转移癌激素治疗反应好，可有一定的缓解期，特别是对盆腔外局部的转移和复发病灶，如对肺转移疗效较好。对无症状或低级别（高分化）弥散的转移灶，激素治疗（应用激素类药物）有效，特别是雌、孕激素受体阳性患者。对孕激素标准治疗无效的病例，约 20％对他莫昔芬治疗有效。有研究报道选择性 ER 调节剂在转移性子宫内膜癌治疗有效率为 28％。在激素治疗中若病变进展，可应用细胞毒性类药物进行化疗。对激素和化疗无效者，全身转移患者可行保守性治疗。

3.复发和转移癌的化疗

关于子宫内膜癌化疗方面研究很多，单药物多用顺铂、卡铂、紫杉醇、多柔比星等，治疗有效率为 21％～36％。

多药联合治疗有效率为 31％～81％，但存活期相对较短，中位生存期近 1 年。在对卵巢癌治疗研究的应用基础上，卡铂和紫杉醇已逐渐应用于子宫内膜癌的复发和晚期癌的治疗。有效率为 40％，总生存期为 13 个月。低剂量紫杉醇和卡铂周疗仍有一定疗效。化疗和/或保守性放疗是对有症状 G_2、G_3 及有大转移癌灶复发和晚期癌可缓解症状患者的治疗方法（若 2 个疗程化疗均无效则可纳入临床研究）。

八、子宫内膜癌的特殊类型

（一）子宫浆液性腺癌

子宫浆液性乳头状腺癌现多称子宫浆液性腺癌，较少见，为子宫内膜癌的特殊亚型（Ⅱ型）。其病理形态上与卵巢浆液性乳头状癌相同，以含砂粒体的浆液性癌，有或无乳头状结构为其诊断特征。恶性程度高，分化低，早期可发生脉管浸润、深肌层受累、盆腹腔淋巴结转移。预后差，Ⅰ期复发转移率达 31％～50％；早期 5 年存活率为 40％～50％，晚期则低于 15％。其癌前病变为子宫内膜腺体异型增生。子宫内膜浆液性上皮内癌为子宫浆液性腺癌早期病变（或一种可转移的特殊形式），33％～67％伴宫外转移，14％～25％伴子宫颈转移，临床处理同浆液性腺癌。诊治中应注意以下几点。

1.严格进行手术-病理分期

诊刮病理检查一旦诊断为子宫浆液性腺癌,无论临床诊断期别早晚,均应进行全面手术分期(包括盆腹腔冲洗液细胞学检查、盆腹腔腹膜多处活检、腹膜后淋巴结切除等)。

2.手术治疗

手术治疗同卵巢癌细胞减灭缩瘤术,包括大网膜切除等。

3.重视术后辅助放化疗

因该类肿瘤多数分化不良,盆腹腔早期播散。术后化疗中以铂类为主,常选用与卵巢浆液性乳头状瘤相同的方案,如 TP、CP 或 CAP 等。放疗则多选用阴道腔内照射控制局部复发。

4.与卵巢浆液性乳头状癌鉴别

(1)卵巢与子宫均受累,但主要病灶在子宫。

(2)卵巢内病变仅为卵巢门淋巴管瘤栓。

(3)若盆腹腔内有病变,卵巢皮质仅有镜下受累,则可诊断为本病。

(二)子宫癌肉瘤

病理学家认为子宫癌肉瘤属化生癌,应属上皮癌,故 WHO 2003 年提出将子宫癌肉瘤归于子宫内膜癌的范畴,NCCN 将其划入特殊类型的子宫内膜癌。子宫癌肉瘤的组织来源可为同源性或异源性,以前归属于恶性中胚叶混合性瘤,其恶性程度高,早期即有腹腔、淋巴结、血液循环转移。手术治疗上应按高级别特殊类型子宫内膜癌处理。对化疗敏感者,异环磷酰胺为其单一最有效药物。联合治疗方案以异环磷酰胺联合顺铂方案最有效,已广泛应用。术后盆腔照射可有效控制复发,提高生存率。

九、特殊情况处理

(一)子宫切除术后诊断为子宫内膜癌

应根据术后与子宫外播散相关的高危因素,如组织分级、肌层浸润深度、病理类型等制订进一步治疗方案。G_1 或 G_2、浅肌层浸润、无脉管受累,不需要进一步治疗。G_3、深肌层浸润、脉管受累、特殊病理类型等,均应再次手术完成分期及切除附件,也可根据情况采用盆腔外照射代替手术。

(二)年轻妇女子宫内膜癌的诊治问题

子宫内膜癌在 35 岁以下妇女中少见,诊断应注意与内膜重度不典型增生相鉴别,注意有无与雌激素相关的疾病。孕激素可治愈内膜不典型增生且保留生育能力。若确诊为癌,已有生育者可选用全子宫及附件切除术。若癌的病理诊断不能肯定,应由患者自己决定是否进行保守治疗,在患者充分咨询,了解风险,签署必要的医疗文件后,采用大剂量孕激素治疗,严密随访治疗,3个月后行全面诊刮评估疗效。

(三)保留生育功能问题

对年轻早期患者行保留生育功能及生理功能的治疗是极富挑战性的。

1.风险

(1)子宫是孕卵种植、胚胎和胎儿发育的场所,是子宫内膜癌发生发展的器官。在治疗过程中,子宫内膜癌的癌变可能进展、恶化甚至能影响患者的生命安全。

(2)子宫内膜癌患者可同时伴有卵巢癌的风险:转移至卵巢,属于病变本身累及卵巢(Ⅲ期);也可合并原发性卵巢癌。

(3)子宫内膜癌病理类型诊断困难,重复性差[子宫内膜不典型增生(或瘤样病变)与高分化腺癌鉴别困难],影响病例的选择。

(4)即使保留生育功能治疗成功后,生育问题及促排卵药物与子宫内膜癌的关系尚不明确。

2.可行性

(1)年轻(≤40岁)的子宫内膜癌患者:多为早期,多数预后良好。

(2)孕激素对高分化子宫内膜癌疗效好(成功病例报道较多)。

(3)子宫内膜癌的癌变进展相对缓慢,有长期监测的可能性,若无缓解或有复发,及时治疗预后影响小。若治疗成功,妊娠对子宫内膜有保护作用。

3.适应证

病例选择尚无统一标准,但多按以下标准进行。年龄<40岁;高分化子宫内膜样癌(G_1),经 MRI 检查病灶局限于子宫内膜,没有子宫肌层浸润和子宫外转移的证据。检查:癌组织 PR(+)、血清 CA125<35 kU/L、肝和肾功能正常。渴望保留生育功能,完全理解保留生育功能不是子宫内膜癌治疗的标准方式,同意承担治疗风险。术前评估:全面评估、严格选择、充分准备。

4.方法

可给予醋酸甲地孕酮(160 mg/d)或醋酸甲羟孕酮(500 mg/d),治疗3～6个月后行宫腔镜检查或者诊刮判断内膜变化。

总之,对于年轻、早期的子宫内膜癌患者,保留生育功能治疗是特殊的保守治疗,风险大,处于探索阶段,治疗方案尚不成熟,但也有成功案例的研究报道。尚待妇科肿瘤和生殖内分泌的医师共同努力,进行设计完善、大样本量的临床研究。

十、随访

临床Ⅰ期、Ⅱ期复发率为 15%,多数为有症状复发(58%),复发时间多在治疗后 3 年内。完成治疗后应定期随访,及时确定有无复发。对于未放疗的患者,规律随访可以尽早发现阴道复发,可以再行放疗得到补救治疗。

随访时间:术后 2 年内,每 3~4 个月 1 次;术后 3~5 年,每 6 个月至 1 年 1 次。

随访检查内容:由于只有在有症状的复发患者中才会发现阴道细胞学检查阳性,因此阴道细胞学检查可以不作为常规检查内容,视诊检查就足够了。包括:①阴道视诊、盆腔检查(三合诊);②期别晚者,可进行血清 CA125 检查,根据不同情况,可选用 CT、MRI 等检查;③有家族史者宜行相关基因检测。应对患者进行口头或书面交代相关复发症状,如阴道流血、食欲下降、体重减轻、疼痛(盆腔、背、腰部)、咳嗽、气促、腹水或下肢水肿等,一旦出现异常应及时就诊。

第四节　子宫肉瘤

子宫肉瘤发病率低,占女性生殖道恶性肿瘤的 1%,占子宫恶性肿瘤的 3%~7%。子宫肉瘤多发生在 40~60 岁。子宫肉瘤虽少见,但组织成分繁杂。子宫肉瘤缺乏特异性症状和体征,术前诊断较为困难,常需术中冷冻切片病理检查及术后石蜡病理检查才能明确诊断。子宫肉瘤恶性度高,由于早期诊断困难,易远处转移,术后复发率高,放疗和化疗不甚敏感,预后较差,5 年存活率为 30%~50%。

一、分类

子宫肉瘤组织类型较多,2014 年 WHO 重新将子宫肉瘤分为以下 3 类。①子宫平滑肌肉瘤:最为常见,其来源于子宫肌层或子宫血管的平滑肌细胞,可单独存在或与子宫平滑肌瘤并存。②子宫内膜间质肉瘤:较常见,是来源于子宫内膜间质细胞的肿瘤,包括低级别子宫内膜间质肉瘤和高级别子宫内膜间质肉瘤。③子宫混合性上皮和间叶肿瘤:又称恶性中胚叶混合瘤或恶性米勒管混合瘤,最少见,其来源于米勒管衍生物中分化最差的子宫内膜间质组织,同时含有上皮成分和间叶成分,根据上皮良恶性,又分为腺肉瘤和癌肉瘤。

二、临床表现

(一)发病年龄

子宫平滑肌肉瘤可发生于任何年龄,一般为 43～56 岁。低级别子宫内膜间质肉瘤发病年龄较年轻,平均发病年龄为 34.5 岁,而高级别子宫内膜间质肉瘤平均发病年龄为 50.8 岁。子宫混合性上皮和间叶肿瘤多发生于绝经后妇女,平均发病年龄为 57 岁。

(二)症状

子宫肉瘤一般无特殊症状,可表现为类似子宫肌瘤或子宫内膜息肉的症状。

(1)阴道不规则流血:为最常见的症状(67%)。

(2)下腹疼痛、下坠等不适感(25%)。

(3)压迫症状:肿物较大时则压迫膀胱或直肠,出现尿急、尿频、尿潴留、便秘等症状。如压迫盆腔则影响下肢静脉和淋巴回流,出现下肢水肿等症状(22%)。

(4)子宫混合性上皮和间叶肿瘤可合并内科疾病如肥胖症、高血压及不孕不育等。

(5)其他症状:晚期可出现消瘦、全身乏力、贫血、低热等症状。

(三)体征

(1)子宫平滑肌肉瘤可位于子宫黏膜下和肌壁间。

(2)子宫内膜间质肉瘤可表现为子宫颈口或阴道内发现软脆、易出血的息肉样肿物;如肿物破溃合并感染,可有极臭的阴道分泌物;也常合并贫血、子宫增大及盆腔肿物。

(3)子宫混合性上皮和间叶肿瘤多发生在子宫内膜,形如息肉,常充满宫腔,使子宫增大、变软,肿瘤可突出阴道内,常伴坏死。

(4)下腹部包块,约见于 1/3 患者。

三、辅助检查

(一)阴道彩色多普勒超声检查

阴道彩色多普勒超声检查可初步鉴别诊断子宫肉瘤和子宫肌瘤,应注意肿瘤血流信号和血流阻力指数。

(二)诊断性刮宫

诊断性刮宫是早期诊断子宫肉瘤的方法之一,刮宫对子宫内膜间质肉瘤及子宫混合性上皮和间叶肿瘤有较大诊断价值,对子宫平滑肌肉瘤的诊断价值有限。

四、术中剖视标本

应在子宫切除后立即切开标本检查,注意切面是否呈鱼肉状,质地是否均匀一致,有无出血、坏死,有无包膜,有无编织状结构,必要时作快速病理诊断。

五、病理诊断

石蜡切片病理诊断较为重要,3种常见子宫肉瘤的病理特征如下。

(一)子宫平滑肌肉瘤

肿瘤多数为单个,以肌壁间多见,可呈弥漫性生长,与肌层界限不清。切面呈鱼肉状,典型的漩涡结构消失,有灶性或片状出血或坏死。镜下可见:①细胞异常增生,排列紊乱,漩涡状排列消失;②细胞核异型性明显;③肿瘤组织病理性核分裂象≥10/10 HPFs;④凝固性、地图样肿瘤细胞坏死。

(二)子宫内膜间质肉瘤

子宫内膜间质肉瘤可形成息肉状或结节自子宫内膜突向宫腔或突至子宫颈口外,肿瘤蒂宽,质软脆;也可似平滑肌瘤位于子宫肌层内,浸润子宫肌层,呈结节状或弥漫性生长。肿瘤切面质地柔软,似生鱼肉状,伴出血、坏死时,则可见暗红、棕褐或灰黄色区域。

1.低级别子宫内膜间质肉瘤

低级别子宫内膜间质肉瘤还可表现特征性的子宫旁组织或子宫外盆腔内似蚯蚓状淋巴管内肿瘤。低级别子宫内膜间质肉瘤镜下特征:瘤细胞像增殖期子宫内膜间质细胞,核分裂象≤5/10 HPFs。肿瘤内血管较多,肿瘤沿扩张的血管淋巴管生长,呈舌状浸润周围平滑肌组织。ER和PR阳性,DNA倍体多为二倍体。

2.高级别子宫内膜间质肉瘤

其与低级别子宫内膜间质肉瘤相比,肿瘤体积更大,出血坏死更明显,缺乏蚯蚓状淋巴管内肿瘤的特征。镜下可见瘤细胞呈梭形或多角形,异型性明显;核分裂象≥10/10 HPFs;瘤细胞可排列成上皮样细胞巢、索和片状;瘤细胞可沿淋巴窦或血窦生长或侵入肌层。

（三）子宫混合性上皮和间叶肿瘤

1.腺肉瘤

肿瘤呈息肉样生长,较少侵犯肌层,切面呈灰红色,伴出血和坏死。镜下特征:子宫内膜腺体被挤压呈裂隙状,周围间叶细胞排列密集,细胞轻度异型,核分裂象≥5/10 HPFs。

2.癌肉瘤

癌肉瘤多见于绝经后妇女,肿瘤常侵犯肌层,伴出血坏死。镜下特征:恶性上皮成分通常为 Mullerian 型上皮,间叶成分可为恶性软骨、骨骼肌及横纹肌成分,恶性程度高。

六、转移

子宫肉瘤的转移途径主要有以下 3 种。

（一）血行播散

血行播散是平滑肌肉瘤的主要转移途径。低级别子宫内膜间质肉瘤以子宫旁血管内瘤栓较为多见。

（二）直接浸润

肉瘤可直接蔓延到子宫肌层甚至浆膜层。高级别子宫内膜间质肉瘤及子宫混合性上皮和间叶肿瘤的局部侵袭性强,常有肌层浸润及破坏性生长。

（三）淋巴结转移

高级别子宫内膜间质肉瘤及子宫混合性上皮和间叶肿瘤较易发生淋巴结转移。

七、分期

2009 年 FIGO 首次对子宫肉瘤进行了分期。该分期将子宫肉瘤按照不同组织分类进行分期。在子宫肉瘤分期中,不仅将肿瘤侵及深度、淋巴结受侵等列入分期中,对子宫平滑肌肉瘤还将肿瘤大小纳入分期。

（1）FIGO 子宫平滑肌肉瘤分期（2009 年）。

Ⅰ期:肿瘤局限于宫体。

ⅠA 期:肿瘤≤5 cm。

ⅠB 期:肿瘤＞5 cm。

Ⅱ期:肿瘤侵犯盆腔。

ⅡA 期:附件受累。

ⅡB期:盆腔其他组织受累。

Ⅲ期:肿瘤侵犯腹腔内器官(不仅仅是肿瘤突出达腹腔)。

ⅢA期:一个部位被侵犯。

ⅢB期:一个以上部位被侵犯。

ⅢC期:盆腔和/或腹主动脉旁淋巴结转移。

Ⅳ期:累及膀胱和/或直肠黏膜及远处转移。

ⅣA期:累及膀胱和/或直肠黏膜。

ⅣB期:远处转移。

(2)FIGO 子宫内膜间质肉瘤和腺肉瘤分期(2009 年)。

Ⅰ期:肿瘤局限于宫体。

ⅠA期:肿瘤局限于子宫内膜/宫颈内膜,无肌层侵犯。

ⅠB期:肌层浸润≤1/2。

ⅠC期:肌层浸润>1/2。

Ⅱ期:肿瘤侵犯盆腔。

ⅡA期:附件受累。

ⅡB期:盆腔其他组织受累。

Ⅲ期:肿瘤侵犯腹腔内器官(不仅仅是肿瘤突出达腹腔)。

ⅢA期:一个部位被侵犯。

ⅢB期:一个以上部位被侵犯。

ⅢC期:盆腔和/或腹主动脉旁淋巴结转移。

Ⅳ期:累及膀胱和/或直肠黏膜及远处转移。

ⅣA期:累及膀胱和/或直肠黏膜。

ⅣB期:远处转移。

(3)子宫癌肉瘤的分期参照子宫内膜癌 2009 年 FIGO 分期标准。

八、治疗

以手术治疗为主,辅以放疗或化疗。

(一)手术治疗

手术是子宫肉瘤主要的治疗方法。

子宫平滑肌肉瘤和低级别子宫内膜间质肉瘤行筋膜外全子宫切除术和双附件切除术,高级别子宫内膜间质肉瘤及子宫混合性上皮和间叶肿瘤还应切除盆腔和腹主动脉旁淋巴结。对年轻的早期子宫平滑肌肉瘤患者,若其肿瘤恶性程度较低,可考虑保留卵巢。

对于癌肉瘤患者建议切除大网膜,若手术无法切净盆腹腔所有病灶,争取做到理想的肿瘤细胞减灭术。

(二)放疗

放疗对子宫内膜间质肉瘤的疗效比子宫平滑肌肉瘤为好。一般认为术后辅助放疗有助于预防盆腔复发,提高 5 年生存率。一般采用盆腔外照射和阴道内照射。对于复发或转移的晚期患者,可行姑息性放疗。

(三)化疗

一般主张对晚期子宫平滑肌肉瘤、高级别子宫内膜间质肉瘤、子宫混合性上皮和间叶肉瘤及肉瘤复发患者,可辅助化疗。化疗以多柔比星的疗效较好,文献报道单药有效率为 25.0%,而其他有效的药物有异环磷酰胺、顺铂、依托泊苷及替莫唑胺等。目前,尚无理想的化疗方案,下列方案可选用。

1.IAP 方案

异环磷酰胺+盐酸表柔比星+顺铂。

2.HDE 方案

羟基脲+氮烯米胺+依托泊苷。

(四)孕激素治疗

孕激素类药物主要用于治疗低级别子宫内膜间质肉瘤及部分 PR 阳性的高级别子宫内膜间质肉瘤。

常用孕激素类药物:甲羟孕酮、甲地孕酮和己酸孕酮,一般主张剂量不小于 200 mg/d,应用时间不少于 1 年。

(五)复发性子宫肉瘤的治疗

子宫肉瘤患者经治疗后,复发率仍很高,Ⅰ 期复发率为 50%～67%,Ⅱ～Ⅲ 期复发率可高达 90.0%。对于复发后的治疗,目的是缓解症状、延长生存期。

1.手术为主的综合治疗

子宫肉瘤经治疗后复发,如果复发部位在盆腔,且为中央型复发,主张尽可能再次手术,切除复发病灶,术后辅以放疗、化疗等。

2.化疗为主的综合治疗

该疗法适用于远处复发转移者,无论何种组织类型、早期或晚期肿瘤的远处转移复发,应行全身性化疗。子宫内膜间质肉瘤复发者,应加用孕激素治疗。

3.放疗

盆腔部位复发者,如果手术无法切除复发病灶,可选择放疗。放疗需根据复发的部位和以前辅助治疗的情况来制订放疗计划。

九、随访

术后每 3～6 个月随访 1 次,重视肺部 X 线或 CT 检查。

第五节　卵巢癌

卵巢癌是女性生殖器官常见的恶性肿瘤之一。由于卵巢位于盆腔深部,早期病变不易发现,一旦出现症状多属晚期。近 20 年来,由于有效化疗方案的应用,使卵巢癌的治疗效果有了明显的提高,病死率从 90% 降至 10%。随着紫杉醇的问世及与铂类联合应用,卵巢上皮癌 5 年生存率已经接近 50%,但是其病死率仍居妇科恶性肿瘤首位,其主要原因是 70% 的卵巢上皮癌患者在就诊时已为晚期,治疗后 70% 的患者将会复发,难以治愈。近年来对卵巢上皮癌起源的研究有新的进展,国内外越来越多的研究证据表明,浆液性卵巢癌(包括高级别和低级别)起源于输卵管。卵巢上皮癌已成为严重威胁妇女生命和健康的主要肿瘤,对其早期诊治、手术治疗、化疗和放疗等方面也存在颇多的问题和争论,这正是当今妇科肿瘤界面临的严峻挑战。

一、临床表现

(一)病史

1.危险因素

卵巢癌的病因未明。年龄的增长、未产或排卵增加、促排卵药物的应用等,以及乳腺癌、结肠癌或子宫内膜癌的个人史及卵巢癌家族史,被视为危险因素。

2.遗传性卵巢癌综合征

$BRCA1$ 或 $BRCA2$ 基因表达阳性者,其患病的危险率高达 50%,并随年龄增长,危险性增加。

3.“卵巢癌三联征”

“卵巢癌三联征”即年龄 40～60 岁、卵巢功能障碍、胃肠道症状,可提高对卵巢癌的警戒。

(二)症状

卵巢癌早期常无症状,部分患者可在妇科检查中被发现。晚期主要临床表现为腹胀、腹部肿块及腹水,症状的轻重决定于:①肿瘤的大小、位置、侵犯邻近器官的程度;②肿瘤的组织学类型;③有无并发症。

1.压迫症状

由肿瘤生长较大或浸润邻近组织所致。

2.播散及转移症状

由于腹膜种植引起的腹水,肠道转移引起的消化道症状等。

3.内分泌症状

由于某些卵巢癌所分泌的雌激素、睾酮的刺激,患者可发生性早熟、男性化、闭经、月经紊乱及绝经后出血等症状。

4.急腹痛症状

由肿瘤破裂、扭转等所致。

(三)体征

1.全身检查

特别注意乳腺、区域淋巴结、腹部膨隆、肿块、腹水、肝脏、脾、直肠检查。

2.盆腔检查

双合诊和三合诊检查子宫及附件,注意附件肿块的位置、侧别、大小、形状、边界、质地、表面状况、活动度、触痛及子宫直肠窝结节等。

应强调盆腔肿块的鉴别,以下情况应注意为恶性:①实性;②双侧;③肿瘤不规则、表面有结节;④粘连、固定、不活动;⑤腹水,特别是血性腹水;⑥子宫直肠窝结节;⑦生长迅速;⑧恶病质,晚期可有大网膜肿块、肝脾大及消化道梗阻表现。

二、辅助检查

(一)腹水或腹腔冲洗液细胞学检查

腹水明显者,可直接从腹部穿刺,若腹水少或不明显,可从后穹隆穿刺。所得腹水经离心浓缩,固定涂片,进行细胞学检查。

(二)肿瘤标志物检查

1.CA125

80%的卵巢上皮癌患者 CA125 水平高于 35 kIU/L,90%以上的晚期卵巢癌患者 CA125 水平的消长与病情缓解或恶化相一致,尤其对浆液性腺癌更有特异性。

2.人附睾蛋白 4(human epididymis protenin 4,HE4)

HE4 是一种新的卵巢癌标志物。正常生理情况下,HE4 在人体中有非常低水平的表达,但在卵巢癌组织和患者血清中均高度表达,可用于卵巢癌的早期检测、鉴别诊断、治疗监测及预后评估。88%的卵巢癌患者都会出现 HE4 升高的现象。与 CA125 相比,HE4 的敏感度更高、特异性更强,尤其是在疾病早期无症状表现的阶段。疾病早期 HE4 诊断的敏感度是82.7%,而 CA125 却仅有45.9%。与 CA125 仅 20%的特异性相比,HE4 的特异性高达 99%。HE4 与CA125 两者联合应用,诊断卵巢癌的敏感性可增加到 92%,并将假阴性结果减少 30%,大大增加了卵巢癌诊断的准确性。

3.甲胎蛋白(alpha-fetoprotein,AFP)

AFP 对卵巢内胚窦瘤有特异性价值,或者对未成熟畸胎瘤、混合性无性细胞瘤中含卵黄囊成分者有诊断意义。

4.人绒毛膜促性腺激素(human chorionic gonadotropin,HCG)

HCG 对原发性卵巢绒癌有特异性价值。

5.性激素

颗粒细胞瘤、泡膜细胞瘤可产生较高水平的雌激素。黄素化时,也可有睾酮分泌。浆液性癌、黏液性癌或纤维上皮瘤有时也可分泌一定的雌激素。

6.其他

CA199 和癌胚抗原(carcino embryonic antigen,CEA)等肿瘤标志物对卵巢黏液性癌的诊断价值较高。

(三)影像学检查

1.超声扫描检查

超声扫描检查对于盆腔肿块的检测有重要意义,可描述肿物大小、部位、质地等。良恶性的判定依经验而定,可达 80%～90%,也可显示腹水。通过彩色多普勒超声扫描,能测定卵巢及其新生组织血流变化,有助诊断。

2.盆腔和/或腹部 CT 及 MRI 检查

盆腔和/或腹部 CT 及 MRI 检查对判断卵巢周围脏器的浸润、有无淋巴结转移、有无肝脾转移和确定手术方式有参考价值。

3.胸部、腹部 X 线摄片检查

胸部、腹部 X 线摄片检查对判断有无胸腔积液、肺转移和肠梗阻有诊断意义。

(四)必要时选择以下检查

(1)纤维结肠镜、胃镜检查:能提供是否有卵巢癌转移或胃肠道原发肿瘤的证据。

(2)肾图、肾血流图、静脉肾盂造影或 CT 泌尿系统重建:观察肾脏的分泌及排泄功能、了解泌尿系统压迫或梗阻情况。

(3)正电子发射显像(positron emission tomography,PET)/CT 检查:有助于对卵巢癌进行定性和定位诊断。

(4)腹腔镜检查:对可疑卵巢癌的患者行腹腔镜检查可明确诊断。同时通过腹腔镜的观察,可以对疾病的严重程度进行评估,决定手术的可行性,如果经过腹腔镜评估认为经过手术很难达到满意的肿瘤细胞减灭,应该选择先期化疗,然后再进行间歇性肿瘤细胞减灭术。若肿块过大或达脐耻中点以上、腹膜炎及肿块粘连于腹壁,则不宜进行此检查。腹腔镜检查的作用有①明确诊断,做初步临床分期;②取得腹水或腹腔冲洗液进行细胞学检查;③取得活体组织,进行组织学诊断;④术前放腹水或腹腔化疗,进行术前准备。

三、确诊依据

明确卵巢癌诊断依据是肿瘤的组织病理学,而腹水细胞学、影像学和肿瘤标志物检查结果均不能作为卵巢癌的确诊依据。

卵巢癌的诊断需与以下疾病鉴别:①子宫内膜异位症;②结核性腹膜炎;③生殖道以外的肿瘤;④转移性卵巢肿瘤;⑤慢性盆腔炎。

四、治疗

当建立卵巢癌的诊断后,应行手术治疗。大多数患者采用开腹手术,微创手术也可用于经选择的患者。2015 年版 NCCN 指南推荐了针对与遗传性乳腺癌有关的基因或遗传性乳腺癌和卵巢癌综合征患者做降低卵巢癌风险的附件切除术。儿童或年轻患者的手术原则与成人有所不同,保留生育功能者需进行全面的分期手术,但儿童期和青春期的早期生殖细胞肿瘤可不切除淋巴结。要强调治疗医师的资格论证,最好是由经过正规训练的妇科肿瘤专科医师实施卵巢癌的治疗。

(一)手术治疗

1.全面分期手术

腹部足够大的纵切口;全面探查;腹腔细胞学(腹水或盆腔、结肠侧沟、横膈冲洗液);大网膜切除;全子宫和双侧附件切除;仔细的盆腹腔探查及活检(粘连、可疑病变、盆腔侧壁、肠浆膜、肠系膜、横膈);盆腔及腹主动脉旁淋巴结切除术(至少达到肠系膜下动脉水平,最好达到肾血管水平)。黏液性癌切除阑尾。在经选择的患者,有经验的手术医师可以选择腹腔镜完成分期手术。

2.再分期手术

再分期手术指首次手术未明确分期,也未用化疗而施行的全面探查和分期手术。为了排除可能存在隐匿的更晚期卵巢癌,必须进行全面的手术分期,因为约30%的患者在全面分期术后肿瘤分期提高。

3.肿瘤细胞减灭术

肿瘤细胞减灭术指尽最大努力切除原发灶及一切转移瘤,使残余癌灶直径<1 cm(满意的肿瘤细胞减灭术)。手术内容包括以下几方面。

(1)手术需要一个足够大的纵切口,对腹膜表面进行全面诊视,可能潜在转移的腹膜组织或粘连组织都要切除或做病理活检;如果没有可疑病灶,则需进行腹膜随机活检并至少包括双侧盆腔、双侧结肠旁沟、膈下(也可使用细胞刮片进行膈下细胞学取样和病理学检查)。

(2)腹水或腹腔冲洗液的细胞学检查,但是对于腹腔已经明确受累时,细胞学检查并不改变分期。

(3)全子宫双侧附件及盆腔肿块切除,卵巢动、静脉高位结扎。

(4)切除大网膜,尤其是受累的网膜必须切除,如果小网膜受累也应切除。

(5)腹主动脉旁及盆腔淋巴结清除术(至少达到肠系膜下动脉水平,最好达到肾血管水平),可疑受累或增大的淋巴结应该切除。而对于盆腔以外受累且转移灶不超过2 cm者,也应该进行双侧盆腔及腹主动脉旁淋巴结切除。

(6)阑尾切除(及肠道转移病灶处理)。

(7)为了达到满意的肿瘤细胞减灭术可以采取某些特殊的手术措施,包括肠切除、部分横膈或腹膜剥除、脾切除、部分肝切除、胆囊切除、胃部分切除、膀胱部分切除、输尿管膀胱种植、胰尾切除、根治性盆腔切除(盆腔廓清术)等。

4.间歇性("中间性"或间隔)肿瘤细胞减灭术

对于某些晚期卵巢癌病例,术前评估或术中评估或腹腔镜下评估难以达到满意的肿瘤细胞减灭,则可先用3个疗程的化疗,再行肿瘤细胞减灭术。这种治疗策略不影响最终的治疗结果,但是由于其可以明显地提高手术质量和减少手术并发症的发生,同时降低了手术难度,也不失为一种可选择的治疗手段。

5.再次肿瘤细胞减灭术

再次肿瘤细胞减灭术指对残余瘤或复发瘤的手术,如果没有更有效的二线化疗药物,这种手术的价值是很有限的。

6.保留生育功能的手术

希望保留生育功能的极早期患者或者低风险恶性肿瘤(早期卵巢上皮癌、低度恶性潜能肿瘤、生殖细胞肿瘤或恶性性索间质细胞瘤)患者可行保留生育功能的手术,即行单侧附件切除术,保留子宫和对侧卵巢。但需进行全面的手术分期以排除更晚期疾病,明确的儿童或青春期早期生殖细胞肿瘤可以不切除淋巴结。

7.辅助性姑息手术

对接受姑息治疗的晚期卵巢癌患者,如有需要可以行以下辅助性手术:腹腔穿刺术或留置腹膜透析导管,胸腔穿刺术或胸膜融合术或胸腔镜下留置胸腔导管,肾造瘘术或放置输尿管支架,胃造瘘术或放置肠道支架或手术缓解肠梗阻。

(二)化疗

1.卵巢上皮癌的一线化疗

卵巢上皮癌的一线化疗方案包括 6 种。紫杉醇＋顺铂(TP)腹腔静脉联合化疗;紫杉醇、卡铂(TC)静脉化疗;多西紫杉醇、卡铂(DC)静脉化疗;剂量密集型 TC(dd-TC)静脉化疗;TC 低剂量周疗静脉化疗;TC 静脉化疗联合贝伐珠单抗。国内应用的顺铂＋环磷酰胺(PC)对于某些经济困难的患者仍有价值。

2.卵巢癌的新辅助化疗

新辅助化疗后行间歇性细胞减灭术的做法目前仍有争议。对于肿瘤较大的、无法手术的Ⅲ～Ⅳ期患者可考虑进行新辅助化疗,但须由妇科肿瘤专科医师确定。化疗前必须有明确的病理诊断结果(可通过细针抽吸、活检或腹水穿刺获得)。新辅助化疗一般为 3 个疗程。新辅助化疗的临床意义主要是可以明显改善手术质量,提高手术彻底性,但是并不能提高卵巢癌患者的生存率。NCCN 专家组认为,在将新辅助化疗作为有潜在切除可能患者的推荐治疗方法之前,还需要更多的研究数据。在美国,先做肿瘤细胞减灭术然后再化疗仍是最先考虑的治疗方法。

3.紫杉醇过敏的替代方案

临床上少数患者可能出现对紫杉醇的变态反应,作为替代方案,拓扑替康＋顺铂方案的临床疗效已经得到肯定,可作为一线方案的补充。

4.卵巢癌的维持治疗

在缺乏循证医学证据的情况下,目前尚不作为临床的常规治疗。2015 年

NCCN 指南提出 Ⅱ 期、Ⅲ 期、Ⅳ 期患者完成了初始全部治疗、获得完全缓解后可考虑加入第二辅助治疗,帕唑帕尼作为 2B 类推荐。紫杉醇维持治疗只是 3 类推荐。

(三)放疗

某些肿瘤对放疗非常敏感(如无性细胞瘤),对于残余瘤或淋巴结转移可行标记放疗。对于肿瘤体积较小的 Ⅲ 期卵巢癌患者,全腹腔放疗已经不再作为初始治疗或巩固治疗的治疗选择。

五、随访与监测

(一)病情监测

卵巢癌易于复发,应长期予以随访和监测。随访和监测内容如下。

(1)临床症状、体征、全身及盆腔检查,强调每次随诊盆腔检查的重要性。

(2)肿瘤标志物:CA125、AFP、HCG 等。

(3)影像学检查:B 超、CT 及 MRI 检查。

(4)类固醇激素测定:雌激素、孕激素及雄激素(对某些肿瘤)。

(5)术后随访:术后 1~2 年每 2~4 个月 1 次,术后 3~5 年每 3~6 个月 1 次,5 年后每年 1 次。

(二)疗效评定

1.复发标准

复发标准:①盆腔检查发现肿物;②腹部检查发现肿物;③腹水出现;④腹水出现,找到瘤细胞或肺部阴影;⑤淋巴结转移;⑥影像学检查(X 线、CT、MRI、B 超)及核素显像有阳性发现;⑦腹腔镜检查发现复发灶,并经病理学检查证实,腹腔冲洗液瘤细胞阳性;⑧CA125、HCG、AFP 等肿瘤标志物转阳性。

2.评价标准

(1)手术切净肿物:临床已无可测量的观察指标。①缓解:临床上未发现上述复发标准;②复发:符合上述标准中任何 1 项。

(2)手术未切净肿块:临床仍有可测量观察指标。①缓解:肿瘤完全消失,标志物恢复正常达 3 个月以上;②进展:残留肿瘤生长超过原来肿瘤体积的 50%。

六、卵巢交界性肿瘤或低度潜在恶性肿瘤的处理

卵巢交界性肿瘤占卵巢上皮癌的 9.2%~16.3%,Ⅰ 期为主。患者发病年龄较轻,平均为 34~44 岁,合并妊娠者占 9%。具有下列特点:①易发生于生育年

龄的妇女;②常为早期,Ⅰ～Ⅱ期患者占 80%;③在临床上有卵巢上皮癌的组织学特征,但缺少可确认的间质浸润,恶性程度较低;④对化疗不敏感;⑤多为晚期复发;⑥复发多仍为卵巢交界性肿瘤。

(一)处理原则

手术为卵巢交界性肿瘤的最重要、最基本的治疗,手术范围视患者年龄、生育状况及临床分期而定。①早期、年轻、有生育要求者:可在全面分期手术时仅行单侧附件切除术(保留子宫和健侧卵巢)。②晚期、年龄大、无生育要求者:行全子宫及双侧附件切除术,大网膜、阑尾切除或施行肿瘤细胞减灭术。目前尚无证据显示淋巴结切除术会提高患者的生存率。有浸润性种植提示本病预后相对较差,对这些患者可以考虑采用与卵巢上皮癌相同的治疗方式。

(二)术后辅助化疗

原则上不给予术后辅助化疗,但也有资料表明,对期别较晚、有浸润性种植和 DNA 为非整倍体的卵巢交界性肿瘤,术后也可施行 3～6 个疗程正规化疗(方案同卵巢上皮癌)。低度恶性潜能肿瘤复发或者持续性手术后残留,以前推荐考虑化疗或观察,2015 年 NCCN 指南推荐以铂类为主的化疗(2A 类)。

(三)预后与复发

卵巢交界性肿瘤恶性程度低、预后好,复发晚,复发率随时间推移而增加。卵巢交界性肿瘤复发时,绝大多数病理形态仍为交界性,再次手术仍可达到较好的结果。

七、早期卵巢上皮癌的处理

早期卵巢上皮癌是指 FIGO Ⅰ期、Ⅱ期卵巢癌。全面的分期手术是早期卵巢上皮癌最基本,也是最重要的治疗手段,通过手术早期卵巢上皮癌可以分为低危和高危两大类。低危组包括所有 FIGO I_A 期和 I_B 期肿瘤分化好的患者,预后良好,90% 以上患者可长期无瘤存活。高危组包括所有 I_A 期和 I_B 期中分化到低分化的癌患者,以及 I_C 期和所有卵巢透明细胞癌患者,预后不良。有高危因素的患者,30%～40% 有复发的危险,25%～30% 在首次手术后 5 年内死亡。这些患者在全面手术分期结束后,还需要进行辅助治疗,建议 TC 化疗 3～6 个疗程。

早期卵巢上皮癌与复发有关的高危因素:①包膜破裂;②肿瘤表面生长;③低分化(G_3);④与周围组织粘连;⑤透明细胞癌;⑥腹腔冲洗液阳性;⑦卵巢外

转移。

早期卵巢上皮癌的术后化疗指征包括以下几点。

(1)无精确手术分期,即未行大网膜切除和/或腹膜后淋巴结清除术。

(2)卵巢透明细胞癌。

(3)中分化或低分化肿瘤(G_2、G_3)。

(4)卵巢表面有肿瘤生长(I_C期)。

(5)肿瘤破裂或包膜不完整。

(6)肿瘤与盆腔粘连。

(7)腹水或腹腔冲洗液阳性(I_C期)。

(8)化疗方案及疗程:应以紫杉醇和铂类药物为主,优先采用较为简便的化疗方案,如紫杉醇和卡铂(TC),以3～6个疗程为宜。

八、晚期卵巢上皮癌的处理

晚期卵巢上皮癌的标准治疗模式,治疗初始应进行满意的肿瘤细胞减灭术,尽最大可能使残余肿瘤直径<1 cm。对于满意的肿瘤细胞减灭术后患者,应该和其讨论腹腔化疗的问题,积极使用TP腹腔静脉联合化疗,当然其他化疗方案也是好的选择(如TC、DC、dd-TC),如果经济条件好,TC与贝伐珠单抗联合也是好的治疗措施。对于未能行满意的肿瘤细胞减灭术患者,建议使用静脉化疗(如TC、DC、dd-TC)。另外,如果患者在首次肿瘤细胞减灭术后残余肿瘤细胞数量相当多,可以给予2～3个疗程的新辅助化疗,紧接着行间歇性肿瘤细胞减灭术,术后再予6个疗程的化疗(总疗程8～9个)。

晚期卵巢上皮癌影响预后的因素或危险因素如下。

(1)年龄:年轻者(≤50岁)预后较好。

(2)期别:是主要因素,期别越晚,预后越差。

(3)病理分级:高、中、低分化的患者5年生存率分别为59%、25%、7%。

(4)初次手术肿瘤切除的彻底性或残留肿瘤体积大小:残留愈大,预后愈差。

(5)肿瘤组织类型:浆液性癌和透明细胞癌较黏液性癌及子宫内膜样癌,预后差。

(6)腹膜后淋巴结转移阳性,预后差。

(7)肿瘤细胞减灭术后4周的血清CA125水平下降不满意(不及术前的50%)或术后2个月未降至正常,预后差。

九、复发性卵巢癌的诊断与治疗

(一)复发性卵巢癌的定义

1.复发

经过满意的肿瘤细胞减灭术和正规足量的化疗达到临床完全缓解,停药半年后临床上再次出现肿瘤复发的证据,视为复发。

2.未控

虽然经过肿瘤细胞减灭术和正规足量的化疗,但肿瘤仍进展或稳定,二探手术发现残余灶,或停化疗半年之内发现复发证据,均视为未控。

(二)卵巢癌复发的迹象和证据

卵巢癌复发的迹象和证据:①CA125 升高;②出现胸腔积液、腹水;③体检发现肿块;④影像学检查发现肿块;⑤不明原因肠梗阻。

只要存在上述中的两项就要考虑肿瘤复发。对于复发的诊断最好有病理的支持。

(三)复发性卵巢癌的分型

1.化疗敏感型

定义为对初期以铂类药物为基础的治疗有明确反应,且已经达到临床缓解,停用化疗 6 个月以上病灶复发。

2.化疗耐药型

定义为患者对初期的化疗有反应,但在完成化疗相对短的时间内证实复发,一般认为完成化疗后 6 个月内的复发应考虑为铂类药物耐药。

3.生化复发

仅有 CA125 水平升高而无临床表现及影像学证据。

4.难治型

经过连续两种化疗方案,没有持续性临床获益。包括在初始化疗期间肿瘤稳定或肿瘤进展者。

(四)复发性卵巢癌的治疗

(1)治疗前的准备。详细复习病史,包括:①手术分期;②组织学类型和分级;③手术的彻底性;④残余瘤的大小及部位;⑤术后化疗的方案、途径、疗程、疗效;⑥停用化疗的时间;⑦出现复发的时间等。

(2)对复发性卵巢癌进行分型,对复发灶进行定位分析。

（3）对患者的生活状态进行评分，对患者重要器官的功能进行评估。

（五）复发性卵巢癌治疗基本原则

目前观点认为对于复发性卵巢癌的治疗目的一般是趋于保守性的，因此在选择复发性卵巢癌治疗方案时，对所选择方案的预期毒性作用及其对整个生活质量的影响都应该加以重点考虑。在制订二线化疗方案时，常把耐药型和难治型卵巢癌考虑为一组，而对铂类药物敏感的复发性卵巢癌常被分开考虑。

对复发性卵巢癌的治疗应该个体化，分层进行治疗。耐药型和难治型卵巢癌对再次治疗的反应率很低，仅为 10%～15%。多发部位的复发灶和复发瘤＞5 cm 也提示对再次治疗反应差。敏感型卵巢癌，尤其是有较长无瘤缓解的患者，对再次治疗有很好的疗效。对这一部分复发的患者应该积极进行治疗。根据患者的不同情况选择适当的治疗时机。对复发性卵巢癌的治疗是姑息性的，在制订治疗方案时要充分考虑到患者的生存质量和各种治疗方案的毒副作用。

（六）复发性卵巢癌的化疗

NCCN 专家组认为目前没有任何一种单药方案可以被推荐用于复发性卵巢癌的化疗。铂类敏感的复发病例仍推荐使用以铂类为基础的联合化疗（1 类）。化疗方案包括卡铂/紫杉醇（1 类）、卡铂/紫杉醇（周疗）、卡铂/多西他赛、卡铂/吉西他滨（已证明可延长无进展生存期）、卡铂和多柔比星脂质体（1 类）、或顺铂/吉西他滨。对于铂类耐药的病例，首选非铂类单药（多西他赛、依托泊苷、吉西他滨、多柔比星脂质体、紫杉醇、拓扑替康）。其他可能有效的药物包括六甲蜜胺、卡培他滨、环磷酰胺、异环磷酰胺、伊立替康、美法仑、奥沙利铂、紫杉醇、纳米紫杉醇（即清蛋白结合型紫杉醇）、培美曲塞和长春瑞滨。纳米紫杉醇的总缓解率为 64%。六甲蜜胺和异环磷酰胺的缓解率分别为 14% 和 12%。尽管贝伐单抗可能引起动脉栓塞和肠穿孔，但其对于铂类敏感和铂类耐药患者均有效（有效率 21%）。卡培他滨对于紫杉类和铂类耐药患者有一定疗效。此外，对于无法耐受细胞毒性药物或使用这些药物后效果不佳的患者，使用他莫昔芬或其他药物（包括阿那曲唑、来曲唑、醋酸亮丙瑞林或醋酸甲地孕酮）进行内分泌治疗也是一种选择。

每 2～4 个疗程化疗后（取决于所用的药物）均应行临床评估，以判断患者是否从化疗中获益。曾接受连续 2 种以上不同化疗方案而无临床获益的患者，再次治疗时获益的可能性很小。应该根据患者的个体情况选择支持治疗、继续治疗还是参与临床试验。

（七）复发性卵巢癌的手术治疗

手术对复发性卵巢癌的治疗价值尚未确定，手术的指征和时机还存在一些争论。

（1）复发性卵巢癌的手术治疗主要用于 3 个方面：①解除肠梗阻；②＞12 个月复发灶的减灭；③切除孤立的复发灶。

（2）二次减灭术的适应证：初次化疗结束后复发间隔时间＞12 个月；病灶孤立可以完整切除；无腹水。鼓励患者参加临床试验评估二次减瘤术是否能真正获益。术前进行计算机体层显像检查，评估复发病灶切净程度，选择性进行再次肿瘤细胞减灭术，可使患者获益。

（八）化疗敏感型复发的治疗

停用化疗时间越长，再次治疗缓解的可能性越大，对这类患者的治疗应该采取积极的态度。对于＞12 个月复发的孤立可切除病灶，可考虑先行手术切除，然后再化疗。对于敏感型复发的化疗主要选用 TC 方案，吉西他滨与卡铂的联合、脂质体多柔比星与卡铂的联合，以及拓扑替康与铂的联合也是不错的选择。

（九）生化复发的治疗

生化复发是否立即处理仍有争议。原来从未接受过化疗的患者，应作为新诊断病例处理，进行必要的影像学检查和细胞减灭术，然后根据前文中推荐的方案进行处理。对于原来已接受过化疗的生化复发患者，立即开始治疗并不能使患者获益，建议患者参与临床试验或暂时推迟治疗时间（观察）直到出现临床症状。

（十）耐药和难治型复发的治疗

大约发生于 20％的患者，这类患者对二线化疗的有效反应率最低，治疗效果很不理想，除了为解除肠梗阻外，一般不考虑手术治疗。对于耐药型复发的患者治疗原则应该是改善生活质量、控制肿瘤的进展，最大限度地延长无铂间期，最好采用无铂单药治疗。改善患者的生活质量应为主要的治疗目标。

（十一）卵巢癌复发合并肠梗阻的治疗

肠梗阻是复发性卵巢癌患者最常见和最难处理的问题。化疗对大部分肠梗阻患者的疗效不佳，姑息性的保守治疗是较为合适的选择（激素、止痛药、止吐药、胃肠减压和全肠外营养液等）。选择手术治疗应该谨慎，多处梗阻和多个复发灶手术很难奏效，而且并发症很多（10％～15％的患者将会在手术后 8 周内死亡,40%的患者手术没有任何效果)。对于孤立的复发灶患者来说,手术治疗仅对一个部位的梗阻和化疗敏感的患者可能会有一定的疗效,对肠梗阻患者进行评分有助于临床医师决定是否进行手术。

(十二)开始治疗的时机和指征

临床上有下列情况可考虑开始进行复发性卵巢癌的治疗:①临床上有症状,临床或影像学检查有复发的证据,伴有或不伴有 CA125 的升高;②临床上没有症状,但 CA125 升高,临床或影像学检查发现>3 cm 的复发灶;③虽然没有临床和影像学检查的复发证据,但有症状和 CA125 的明显升高。

十、卵巢恶性生殖细胞肿瘤的治疗

卵巢恶性生殖细胞肿瘤是指来源于胚胎性腺的原始生殖细胞而具有不同组织学特征的一组肿瘤,占所有卵巢癌的 5%。

(一)临床特点

(1)多发生于年轻的妇女及幼女。

(2)多数生殖细胞肿瘤是单侧的。

(3)即使复发也很少累及对侧卵巢和子宫。

(4)有很好的肿瘤标志物(AFP、HCG)。

(5)对化疗敏感。近年来,由于找到有效的化疗方案,使其预后大为改观。卵巢恶性生殖细胞肿瘤的 5 年存活率分别由过去的 10% 提高到目前的 90%。大部分患者可行保留生育功能的治疗。

(二)病理分类

主要的组织病理分类如下:①未成熟畸胎瘤;②无性细胞瘤;③卵黄囊瘤;④胚胎癌;⑤绒癌;⑥混合型恶性生殖细胞肿瘤。

(三)诊断

卵巢恶性生殖细胞肿瘤在临床表现方面具有一些特点,如发病年龄轻、肿瘤较大、肿瘤标志物异常、很易产生腹水、病程发展快等。应注意到肿瘤的这些特点,给予及时诊断。特别是血清 AFP 和 HCG 的检测可以起到明确诊断的作用。卵黄囊瘤可以合成 AFP,卵巢绒癌可以分泌 HCG,这些都是特异性的肿瘤标志物。血清 AFP 和 HCG 的动态变化与肿瘤病情的好转和恶化是一致的,临床完全缓解的患者其血清 AFP 或 HCG 值轻度升高也预示肿瘤的残存或复发。虽然血清 AFP 和 HCG 的检测对卵巢内胚窦瘤和卵巢绒癌有明确诊断的意义,但卵巢恶性生殖细胞肿瘤的最后确诊还是依靠组织病理学的诊断。

(四)治疗

1.治疗的目标

治疗的目标是治愈。

2.主要的治疗方式

主要的治疗方式是手术治疗(剖腹探查进行手术分期、保守性单侧卵巢切除、切除容易切除的转移灶)和化疗(Ⅰ$_A$期的无性细胞瘤和Ⅰ$_A$期1级的未成熟畸胎瘤除外)。保留生育功能是治疗的原则。

(1)手术治疗:由于绝大部分卵巢恶性生殖细胞肿瘤患者是希望生育的年轻女性,常为单侧卵巢发病,即使复发也很少累及对侧卵巢和子宫,更为重要的是卵巢恶性生殖细胞肿瘤对化疗十分敏感。因此,手术的基本原则是无论期别早晚,只要对侧卵巢和子宫未受肿瘤累及,均应行保留生育功能的手术,即仅切除患侧附件,同时行全面分期探查术。对于复发的卵巢恶性生殖细胞肿瘤仍主张积极手术。

(2)化疗:卵巢恶性生殖细胞肿瘤对化疗十分敏感。根据肿瘤分期、类型和肿瘤标志物的水平,术后可采用3~6个疗程的联合化疗。

卵巢恶性生殖细胞肿瘤最有效的化疗方案是博来霉素＋依托泊苷＋顺铂(BEP)。所有的卵巢恶性生殖细胞肿瘤,除了Ⅰ$_A$期1级的未成熟畸胎瘤,都应该进行单侧卵巢切除术和手术分期,紧接着进行4~6个疗程的BEP化疗。有肿瘤标志物升高的患者,化疗应持续至肿瘤标志物降至正常后2个疗程。Ⅰ$_A$期1级未成熟畸胎瘤术后不需要进一步化疗。

(3)放疗:为手术和化疗的辅助治疗。无性细胞瘤对放疗最敏感,但由于无性细胞瘤的患者多年轻,要求保留生育功能,目前放疗已较少应用。对复发的无性细胞瘤,放疗仍能取得较好疗效。

(4)随访和监测:与卵巢上皮癌类似,内容包括盆腔检查、肿瘤标志物和影像学检查(CT、超声成像技术、PET)。

(5)预后情况。5年存活率:Ⅰ期为95％,Ⅱ期为70％,Ⅲ期为60％,Ⅳ期为30％。

十一、卵巢性索间质肿瘤的处理

(一)诊断

卵巢性索间质肿瘤占卵巢癌的5％~8％,成人型颗粒细胞肿瘤(95％)发生在绝经期,发病平均年龄为 50～53 岁。青少年型颗粒细胞肿瘤(5％)发生在 20 岁之前。颗粒细胞瘤常产生雌激素,75％的病例与假性性早熟有关,25％～50％的中老年女性病例与子宫内膜增生过长有关,5％的病例与子宫内膜腺癌有关。支持细胞-间质细胞肿瘤属低度恶性肿瘤,通常发生在30～40 岁妇女,多数是单侧发生。典型的支持细胞-间质细胞肿瘤会产生雄激素,70％～85％的病例会有临床男性化的表现。虽然该类肿瘤多有性激素刺激的症状,但每一种性索间质肿瘤的诊断完全是根据肿瘤的病理形态,而不以临床内分泌功能及肿瘤所分泌的特殊激素来决定。

（二）处理原则

治疗的目标是治愈。主要的治疗方式为手术治疗和化疗。性索间质肿瘤较少见,并具有不可预测的生物学行为的特征。多数性索间质肿瘤(如纤维瘤、泡膜细胞瘤、支持细胞瘤、硬化性间质瘤等)是良性的,应按卵巢良性肿瘤处理。有些是低度或潜在恶性的(如颗粒细胞瘤、间质细胞瘤、环管状性索间质瘤等),处理方案如下。

（1）由于多数肿瘤是单侧发生,对于早期、年轻的患者可行单侧附件切除术及分期手术,保留生育功能。

（2）对于期别较晚或已经完成生育的年龄较大患者,适合行全子宫双附件切除术,进行手术分期,或行肿瘤细胞减灭术。

（3）还没确定最佳的辅助治疗方案,仅在存在低度恶性转移灶和残余肿瘤的时候才有化疗的指征。可以使用 4～6 个周期的 BEP、VAC 或 PAC 方案化疗。分化不良的或Ⅱ期及以上期别的支持细胞-间质细胞肿瘤更有可能复发,术后需要行辅助化疗。

（4）因为这类肿瘤多数具有低度恶性、晚期复发的特点,故应坚持长期随诊。

（三）患者预后

颗粒细胞肿瘤的 10 年存活率为 90％,20 年存活率为 75％。支持细胞-间质细胞肿瘤的 5 年存活率为 70％～90％。

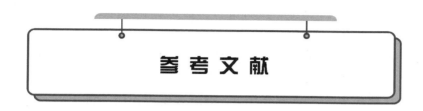

参 考 文 献

[1] 李雪芹.肿瘤与病理[M].长春:吉林科学技术出版社,2020.

[2] 孙兆田.实用肿瘤基础与临床实践[M].天津:天津科学技术出版社,2019.

[3] 胡显良.实用肿瘤学诊疗常规[M].天津:天津科学技术出版社,2019.

[4] 任保辉.肿瘤综合防治[M].北京:科学技术文献出版社,2020.

[5] 曹秀峰.临床肿瘤学理论与实践[M].天津:天津科学技术出版社,2019.

[6] 王珏.现代肿瘤临床诊疗[M].北京:科学技术文献出版社,2020.

[7] 林劼.现代临床肿瘤诊治精要[M].北京:科学技术文献出版社,2019.

[8] 刘炜.现代肿瘤综合治疗学[M].西安:西安交通大学出版社,2018.

[9] 孙建衡,盛修贵,白萍,等.妇科肿瘤学[M].北京:北京大学医学出版社,2019.

[10] 王嘉伟.肿瘤诊断与治疗[M].长春:吉林科学技术出版社,2020.

[11] 徐静.现代肿瘤学诊治基础与临床[M].昆明:云南科学技术出版社,2019.

[12] 王丹.常见肿瘤临床诊疗与新进展[M].北京:科学技术文献出版社,2019.

[13] 朱利楠.肿瘤综合治疗学精要[M].哈尔滨:黑龙江科学技术出版社,2019.

[14] 刘庆.现代肿瘤诊断与治疗学[M].福州:福建科学技术出版社,2019.

[15] 王国杰.实用肿瘤基础与临床[M].天津:天津科学技术出版社,2019.

[16] 张晶晶.精编肿瘤综合治疗学[M].北京:中国纺织出版社,2019.

[17] 吴宙光.小儿肿瘤基础与临床[M].天津:天津科学技术出版社,2019.

[18] 高海峰.肿瘤疾病诊疗与预防[M].长春:吉林科学技术出版社,2020.

[19] 常威.肿瘤常见疾病诊治精要[M].武汉:湖北科学技术出版社,2018.

[20] 罗清,彭宜波,吴海霞.新编实用肿瘤学[M].天津:天津科学技术出版社,2019.

[21] 李超.常见肿瘤诊断与治疗[M].天津:天津科学技术出版社,2019.

[22] 牛星燕,张冬萍,李飞霞,等.卵巢恶性肿瘤化疗研究进展[J].国际妇产科学

杂志,2020,47(2):125-128.

[23] 龚珂,屈佳肴,刘香婷,等.肺癌相关肿瘤标志物研究进展[J].医学理论与实践,2020,33(5):713-714.

[24] 夏存华.肿瘤标志物 CEA,2020.CA50 在大肠癌诊断中的应用探讨[J].系统医学,2020,5(3):51-53.

[25] 李蕴潜.脑膜瘤的诊断与治疗[J].中国微侵袭神经外科杂志,2020,25(7):289-291.

[26] 朱惠云,李敏.胰腺癌的治疗进展[J].中华胰腺病杂志,2020,20(6):409-411.